Simran Singh
Manjula Hebbale
Subharina Mahapatra

Manifestações orais de distúrbios dermatológicos

Simran Singh
Manjula Hebbale
Subharina Mahapatra

Manifestações orais de distúrbios dermatológicos

Revisão sobre manifestações orais de doenças de pele

ScienciaScripts

ÍNDICE

INTRODUÇÃO

Se os seus olhos são a janela para a sua alma, então a sua boca é um espelho da sua saúde geral. Tem sido afirmado que as doenças relacionadas com a cavidade oral têm manifestações sistémicas e dermatológicas e vice-versa. Os investigadores acreditam que existe uma forte associação entre saúde oral, condição inflamatória, doenças infecciosas. As doenças dermatológicas são representadas não só por numerosas doenças primárias que afectam a pele, mas também pelas manifestações cutâneas comuns de mais doenças, tanto viscerais como sistémicas, que podem envolver as mucosas do corpo, incluindo a mucosa oral.

Existem várias perturbações dermatológicas que também mostram o envolvimento da cavidade oral. As manifestações orais destas perturbações cutâneas ou sistémicas formam a ligação entre o médico dentista e os médicos, uma vez que ambos devem estar equipados com o conhecimento e compreensão adequados destas doenças para o correcto diagnóstico e gestão dos pacientes em causa.

Actualmente, as dermatoses constituem uma área de grande interesse científico e odonatológico, considerando que as lesões orais podem preceder as marcas cutâneas durante longos períodos de tempo, sendo, por vezes, os únicos sinais da doença.[1,2] Não existe uma classificação universalmente aceite destas doenças dermatológicas. No entanto, vários grupos amplos de doenças podem ser separados, todos eles com interesse significativo para a odontologia, com base na natureza do processo da doença ou na natureza da própria lesão.

Mucosa oral:

A mucosa oral é a membrana mucosa que reveste o interior da boca. Inclui epitélio escamoso estratificado, denominado "epitélio oral", e um tecido conjuntivo subjacente denominado lamina propria. A cavidade oral tem por vezes sido descrita como um espelho que reflecte a saúde do indivíduo. As alterações indicativas de doença são vistas como alterações na mucosa oral que reveste a boca, que podem revelar condições sistémicas, tais como diabetes ou deficiência de vitaminas, ou os efeitos locais do consumo crónico de tabaco ou álcool. A mucosa oral tende a sarar mais rapidamente e com menos formação de cicatrizes em comparação com a pele.

A mucosa oral pode ser dividida em três categorias principais com base na função e histologia:

Mucosa de revestimento, epitélio escamoso estratificado não queratinizado, encontrado em quase todo o lado na cavidade oral, incluindo a cavidade oral:

Mucosa alveolar, o revestimento entre as mucosas vestibular e labial. É um vermelho mais brilhante, liso e brilhante com muitos vasos sanguíneos, e não está ligado ao tecido subjacente através de rete pegs.

Mucosa bucal, o revestimento interior das bochechas; parte do revestimento da mucosa.

Mucosa labial, o revestimento interior dos lábios; parte da mucosa do revestimento.

Mucosa mastigatória, epitélio escamoso estratificado queratinizado, encontrado no dorso da língua, palato duro, e gengiva ligada.

Mucosa especializada, especificamente nas regiões das papilas gustativas nas papilas linguais na superfície dorsal da língua; contém terminações nervosas para recepção sensorial geral e percepção gustativa.[3]

Consoante a região da boca, o epitélio pode ser não queratinizado ou queratinizado. O epitélio escamoso não queratinizado cobre o palato mole, lábios internos, bochechas internas, o chão da boca, e a superfície ventral da língua. O epitélio escamoso queratinizado está presente na gengiva e no palato duro, bem como nas áreas da superfície dorsal da língua. Mesmo o tecido queratinizado pode sofrer um maior nível de hiperqueratinização; um aumento da quantidade de queratina é produzido como resultado de um trauma físico crónico na região. Alterações como a hiperqueratinização são reversíveis se a fonte da lesão for removida, mas leva tempo para a queratina ser derramada ou perdida pelo tecido. Assim, para verificar alterações malignas, pode ser indicada uma biópsia de base e um estudo microscópico de qualquer tecido branqueado, especialmente se numa categoria de cancro de alto risco, tal como com historial de consumo de tabaco ou álcool ou se o HPV for positivo. O tecido hiperqueratinizado está também associado ao calor do fumo ou aos fluidos quentes no palato duro sob a forma de estomatite nicotínica.

<u>Significado clínico da membrana mucosa oral:</u>

Infectivo

Viral

A maioria das infecções virais que afectam a cavidade oral são causadas pelo grupo do vírus do herpes humano. Cada vírus do herpes humano pode apresentar-se de forma diferente dentro da cavidade oral. São mais susceptíveis de afectar doentes imunocomprometidos, tais como crianças e idosos.

Gengivostomatite herpética: Uma infecção viral auto-limitada que é causada pelo Herpes Simplex Virus-1(HSV-1). Apresenta-se normalmente em crianças pequenas e é muito contagiosa. Caracteriza-se pela presença de pequenas bolhas orais que se decompõem e coalescem em úlceras.

Herpes Labialis (Cold Sore):Reativação do Herpes Simplex Virus-1 latente desencadeado pela luz solar, stress, e alterações hormonais. Caracteriza-se pela presença de bolhas de crosta no lábio superior.

Varíola de frango: Um tipo de infecção viral que é causada pelo vírus da Varicella Zoster e que se apresenta em crianças. Encontram-se numerosas bolhas comichosas no rosto e no corpo. As bolhas também podem ser encontradas na face interna e no palato da boca.

Herpes Zoster/Shingles: Infecção viral causada pela reactivação do vírus Varicella Zoster latente e encontrada em adultos. Os doentes podem apresentar dores agudas antes ou depois do aparecimento de bolhas. Se a reactivação viral ocorrer no nervo facial, pode causar Síndrome de Ramsay-Hunt, na qual os pacientes podem desenvolver paralisia facial, bolhas à volta dos ouvidos e na língua, e perda da sensação da língua.

Mão, Febre Aftosa e Doença da Boca: Uma infecção viral altamente contagiosa que infecta crianças pequenas e é causada pelo vírus Coxsackie A16. Caracteriza-se pela presença de pequenas bolhas em todos os membros e na boca.

Sarampo: Uma condição altamente infecciosa que é causada pelo vírus do sarampo. Apresenta-se mais frequentemente em crianças pequenas que não foram vacinadas. Caracteriza-se pela presença de manchas brancas (Kolpik's Spots) que se rompem para formar úlceras no palato.

Bacteriano

Sífilis - Infecção bacteriana que é geralmente transmitida sexualmente. É causada pela bactéria Treponema Pallidum e tem diferentes tipos de apresentação oral em diferentes fases da doença.

Fungal

As infecções fúngicas orais são mais causadas por diferentes espécies de Candida, tais como Candida Albicans, Candida Glabrata e Candida Tropicalis, resultando em Candidíase oral. Existem vários factores predisponentes às infecções fúngicas, tais como doenças sistémicas, por exemplo Diabetes, antibióticos recentes, uso de inaladores de esteróides, etc. A gestão inclui a identificação e tratamento de factores contributivos, o uso de agentes anti-fúngicos tópicos/sistémicos, instruções de higiene oral e dentadura.

Autoimune

Lichen Planus: Uma doença inflamatória crónica com diferentes formas de apresentação oral. O aspecto mais clássico do Lichen Planus é a presença de estrias brancas no interior da bochecha, língua e gengiva. A gengivite despamatória pode ser vista em doentes com Lichen Planus. A biopsia é feita para o diagnóstico definitivo de Lichen Planus.

Enxerto contra doença do hospedeiro: Uma doença auto-imune desenvolvida após transplante de medula óssea em que a sua apresentação oral é semelhante à de Lichen Planus.

Pemphigus Vulgaris: Uma doença crónica auto-imune com apresentação clínica de formação de bolhas superficiais e grandes que depois rebentam em úlceras na pele ou na membrana mucosa.

Pemphigoid de Membrana Mucosa: Doença auto-imune que afecta apenas as membranas mucosas com apresentação clínica de bolhas duras e rígidas que acabam por se romper em úlceras profundas.

Lúpus eritematoso cutâneo: Estes presentes como lesões discóides orais que podem estar presentes na face interna e atrás dos lábios. As pápulas brancas também podem estar presentes.

Reacção de hipersensibilidade

Reacção Lichenoidal - Lesão intra-oral que partilha a aparência de Lichen Planus mas que surge devido à hipersensibilidade de contacto com certos materiais dentários ou induzida por drogas.[4]

<u>Cicatrização da pele e mucosa oral:</u>

A cura de feridas é um processo complexo que envolve um vasto espectro de células e moléculas.

O processo completo compreende várias fases - hemostasia, inflamação, proliferação e remodelação - que se sobrepõem no tempo e no espaço. A desregulação da cicatrização de feridas pode resultar em distúrbios fibróticos. As feridas da mucosa oral tendem a cicatrizar de forma acelerada e não apresentam nenhuma cicatriz ou formação mínima de cicatrizes, comparável às feridas fetais. No entanto, diferentes regiões orais têm mostrado resultados contraditórios. Hakkinen et al. postularam que as feridas palatais e gengivais cicatrizam sem cicatriz, mas a mucosa bucal apresenta cicatrizes mínimas. [4] Ao contrário, outros estudos encontraram cicatrizes palatinas sob a forma de uma cicatriz rígida após reparação do palato fendido, mas não observaram hipertrofia das cicatrizes. As feridas da língua cicatrizam rapidamente com poucos sinais de inflamação.

Se compararmos a mucosa oral com a pele, é evidente que o epitélio da mucosa oral é mais espesso do que a epiderme da pele. Todas as camadas da mucosa oral têm funções comparáveis às das camadas da pele, mas a pele contém uma variedade de adnexa, por exemplo, glândulas sudoríparas, glândulas sebáceas, e folículos pilosos, enquanto que a mucosa oral apresenta apenas glândulas salivares. A saliva provou ser importante para a cicatrização de feridas orais. Os indivíduos humanos que sofrem de xerostomia, que é uma percepção de boca seca causada principalmente pela redução ou ausência de saliva, experimentam uma cicatrização retardada das feridas orais. A histatina salivar antimicrobiana (AMP) acelera o fecho da ferida tanto nos fibroblastos dérmicos como nos orais in vitro, indicando que a histatina pode ser benéfica tanto para a reparação oral como dérmica. A leptina salivar aumenta a proliferação de células queratinócitas orais e a secreção do factor de crescimento epidérmico e do factor de crescimento de queratinócitos (KGF), contribuindo assim para uma reparação acelerada. Também, na pele, a leptina acelerou o processo de reparação na investigação invitro. [5]

No que diz respeito à arquitectura dos tecidos, foram encontradas várias diferenças na expressão de proteínas de matriz (por exemplo, FN ED-A e TN-C) entre a cura dérmica e oral. Com excepção do TN-C e HA, ainda não foram estudadas diferenças na composição ECM em tecido não ferido, embora isto possa ser importante para a diferença entre cicatrização sem cicatrizes e cicatrização. Este ponto deve ser mais investigado, uma vez que já foi demonstrado que o ECM da pele fetal, que cura de forma semelhante à mucosa oral sem cicatrizes, difere do da pele adulta. A diferença ECM fetal-adulto poderia muito bem ser aplicável na situação oral-dérmica. Em seguida, os mediadores inflamatórios revelaram-se importantes na comparação entre a cicatrização oral e dérmica.[5] Quase todas as células imunitárias estudadas mostram uma presença reduzida nas feridas da mucosa oral em comparação com as feridas dérmicas. A redução das células imunitárias na mucosa oral pode ser desencadeada pela tolerância oral a, por exemplo, antigénios alimentares.

Os fibroblastos orais mostram uma resposta proliferativa reduzida à isoforma TGFβ1. A expressão TGF-β3, no entanto, é aumentada nas feridas orais. Além disso, enquanto os fibroblastos orais mostram uma proliferação reduzida, os fibroblastos dérmicos exibem uma proliferação crescente com o tratamento TGF-β1, indicando que a mucosa oral e cutânea utilizam mecanismos de vias diferentes.[3] Além disso, as feridas orais contêm um número menor de mediadores imunitários e menos vasos sanguíneos, mas têm mais BMDC, uma taxa de reepitelização mais elevada, e uma proliferação mais rápida de fibroblastos do que as feridas dérmicas. A saliva pode ser parcialmente responsável pela reacção imunitária reduzida encontrada nas feridas da mucosa oral. No seu conjunto, parece que o processo completo de reparação é mais rápido em feridas orais do que em feridas dérmicas.

É necessária mais investigação relativa à expressão e relações entre ECM, células imunitárias, factores de crescimento, e fenótipos fibroblastos para se obter uma melhor compreensão das diferenças de mecanismo entre a cicatrização da ferida dérmica formadora de cicatrizes e a cicatrização da mucosa oral sem cicatrizes. Este conhecimento poderia então ser utilizado para estratégias terapêuticas para diminuir ou prevenir doenças fibróticas tais como a formação de cicatrizes hipertróficas.[5]

Na medicina oral, as doenças dermatológicas têm merecido especial atenção, uma vez que a OML pode ser a principal característica clínica ou o único sinal de várias doenças mucocutâneas. Centrando-se nos doentes referidos a uma clínica dermatológica, Ramirez-Amador et al. relataram uma prevalência de 35% de OML em indivíduos afectados por doenças mucocutâneas. Pemphigus vulgaris, lichen planus, candidiasis, e úlceras afetas recorrentes foram as doenças mais frequentemente diagnosticadas. No entanto, não houve estudos centrados na prevalência de um largo espectro de diferentes tipos de OML em doentes com doenças dermatológicas. Isto é digno de nota, pois uma certa quantidade de lesões cutâneas está fortemente associada a lesões orais e poderia ser negligenciada pelos dentistas devido à falta de informação e/ou diagnóstico incorrecto. Os dentistas são frequentemente os primeiros a serem consultados por doentes que desenvolvem dores orofaciais agudas. Por conseguinte, a melhoria dos conhecimentos sobre a frequência e diversidade da OML na clínica de dermatologia irá reforçar e melhorar as abordagens interdisciplinares e multiespectral, em oposição a uma abordagem sectorial única na gestão de tais pacientes. Além disso, a OML nas doenças de pele merece uma atenção especial, considerando que algumas são potencialmente fatais, enquanto outras têm grande impacto nos indivíduos e na sociedade em termos de dor, desconforto, e limitações sociais e funcionais.[2]

A cavidade oral engloba um grupo diversificado de estruturas anatómicas, incluindo dentes e membranas mucosas orais. Uma lesão da mucosa oral (OML) é definida como qualquer alteração anormal ou qualquer inchaço na superfície da mucosa oral. Pode ser resultado de uma patologia local ou secundária a outra doença sistémica, incluindo as da pele. Na medicina oral, as doenças dermatológicas têm significado, uma vez que a OML pode ser a principal característica clínica ou o único sinal destas perturbações. Foi observada uma prevalência de 35% de OML em doentes afectados por doenças dermatológicas. Vários grupos de doenças dermatológicas associadas à OML são os seguintes[1]

Infecções

Perturbações vesicobolhosas

Lichen planus e outras doenças liquenóides

Doenças vasculares do colagénio

Vasculite

Geno dermatose

A MUCOSA ORAL E A MUCOSA CUTÂNEA

A principal linha de tratamento para a gestão das perturbações orais e dermatológicas são os esteróides tópicos/sistémicos, uma vez que a maioria das perturbações são de etiologia auto imunitária. Outras doenças infecciosas que têm manifestações orais e cutâneas são tratadas com antibióticos e antifúngicos. Modalidades de tratamento avançado como a Laserterapia, Fototerapia, Terapia Genética para o tratamento das dermatoses genéticas estão na frente emergente para o tratamento avançado.

Mucosa oral

Introdução:

A membrana mucosa que alinha as estruturas dentro dos limites da cavidade oral é conhecida como *mucosa oral.* Trata-se de uma membrana de tecido mole húmido que se estende desde a junção entre a borda do vermelhão dos lábios e a mucosa labial anterior até às pregas palatofaríngeas posteriores.[3]

A mucosa oral pode ser classificada em mucosa de revestimento, mucosa mastigatória, e mucosa especializada, com características histológicas, clínicas, e funcionais distintas. A variedade de funções que a mucosa oral desenvolve inclui principalmente a protecção dos tecidos subjacentes contra estímulos mecânicos, químicos e biológicos, secreção de substâncias essenciais, e uma função sensorial, que permite a percepção da temperatura, tacto, dor, e sabor.

Epitélio oral:

O tipo de epitélio visto na cavidade oral é o *epitélio estratificado escamoso.* Dependendo da localização na cavidade oral, a espessura e o grau de queratinização da mucosa oral mostra variações devido a requisitos funcionais. É um tecido altamente organizado, avascular e semipermeável, que mostra uma grande proporção de adaptações.

A junção onde a rete pegs encontrada na parte mais inferior do epitélio interdigita com a lâmina propria ou o tecido conjuntivo é chamada membrana do porão. A membrana da cave fornece suporte ao epitélio e liga-os ao tecido conjuntivo. Em microscopia ligeira, é vista como uma linha de demarcação entre o epitélio e o tecido conjuntivo da lâmina propria.

Quatro camadas formam o epitélio oral na mucosa oral queratinizada, que é o caso da mucosa mastigatória. A partir da camada mais profunda, encontramos o stratum Basale seguido do stratum spinosum, stratum granulosum, e stratum corneum.

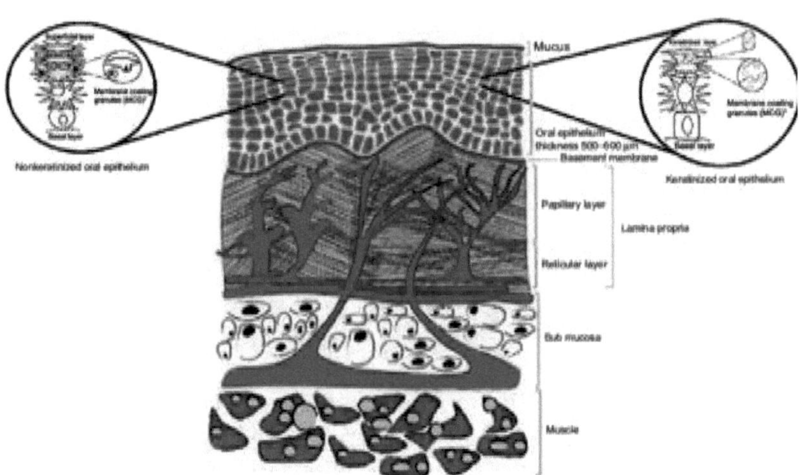

1 Structure of oral mucosa.

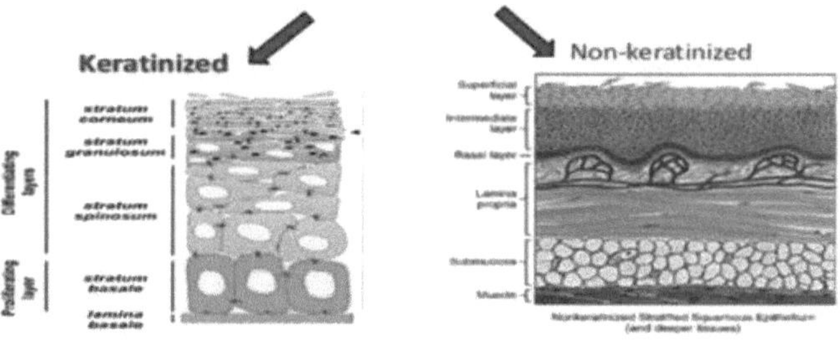

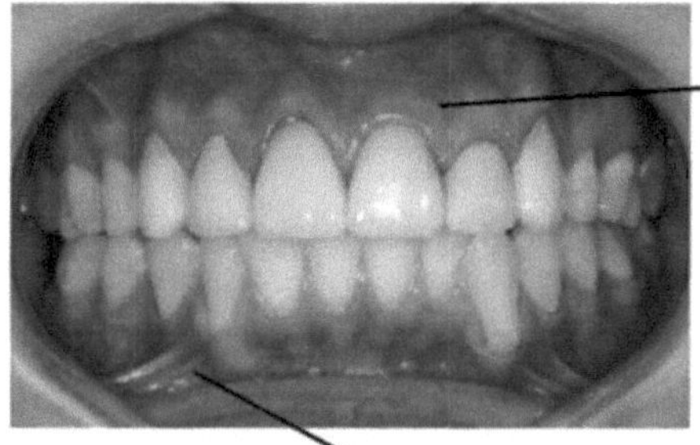

O stratum granulosum contém pequenos grânulos de queratoalina citoplasmática que se mancham fortemente com hematoxilina. Finalmente, a camada mais superficial, o stratum superficial ou stratum corneum, é uma camada queratinizada composta por células muito planas representadas pela falta do núcleo e pela coloração rosa com eosina.

As células epiteliais orais são frequentemente substituídas por divisão celular, por volta de cada 14 a 21 dias. Isto porque a cavidade oral é constantemente exposta a elevadas exigências funcionais, o que requer uma rotação frequente. O processo de reposição começa no estrato Basale, formado principalmente por células mitóticas que sofrem primeiro uma proliferação e depois um processo de diferenciação e migração. Sabe-se que a rotatividade é mais rápida na mucosa móvel do que na mastigatória.

Quando a homeostasia é alterada por factores como o envelhecimento ou condições patológicas, pode resultar num epitélio hiperplástico ou atrófico.

<u>Lamina Propria</u>

Uma camada de tecido conjuntivo denominada *lamina propria* composta por vasos sanguíneos, nervos, fibroblastos, macrófagos, mastócitos e fibras de células inflamatórias, todos imersos numa substância amorfa formada por proteoglicanos e glicoproteínas. A lâmina propria é subdividida em duas camadas: a camada papilar superficial e a camada reticular mais profunda.

A camada papilar é formada por fibras finas de colagénio orientadas irregularmente, formando cristas onduladas de papilas que se ligam ao epitélio; esta superfície proporciona uma área mais ampla para o transporte de nutrientes. Na camada papilar, são encontrados muitos loops capilares.

A camada reticular está localizada entre a camada papilar e a estrutura subjacente (submucosa ou periósteo de acordo com a região) e é formada por fibras de colagénio mais espessas que se orientam paralelamente à superfície, embora as fibras basais se organizem gradualmente para se ligarem perpendicularmente ao periósteo. Estas ligações fibrosas são chamadas mucoperiósteo, que fornece a capacidade de resistir à compressão e cisalhamento da mucosa oral devido a uma ligação firme com o osso.

A célula principal encontrada na lâmina propria é o fibroblasto, que desempenha funções essenciais. Participa na síntese e reabastecimento das fibras conectivas e da substância amorfa e participa na cura de feridas, onde o número de fibroblastos aumenta.

Os macrófagos participam principalmente em actividades fagocitárias e também estimulam a proliferação de fibroblastos durante a cicatrização de feridas. Finalmente, os mastócitos também se encontram no tecido conjuntivo da lâmina propria. A sua característica distintiva são grânulos citoplasmáticos contendo heparina e histamina, sendo esta última conhecida por iniciar alterações vasculares no processo inflamatório. As duas principais fibras encontradas no tecido conjuntivo da lâmina própria são o colagénio e a elastina, onde as fibras de colagénio tipo I e III são as principais.

<u>Submucosa</u>

Por baixo da lâmina propria, existe uma camada de tecido fibro-colagénio e elástico contendo vasos sanguíneos e nervos conhecidos como submucosa. De acordo com a localização, a submucosa pode conter tecido adiposo, glândulas salivares menores, tecido linfóide, e músculo. A submucosa encontra-se em todas as regiões da cavidade bucal excepto a gengiva ligada e o palato duro coberto pela mucosa mastigatória, onde a camada submucosa está ausente, e a lâmina propria está directamente ligada ao osso subjacente, formando um mucoperiosteum.

As glândulas sebáceas ectópicas, conhecidas como grânulos de Fordyce, podem ser encontradas na camada submucosa da mucosa oral em alguns locais. Estudos recentes sugerem que pessoas com perfis lipídicos aumentados têm um maior número de grânulos de Fordyce.[4]

Classificação da Membrana da mucosa oral:

1.Forro Mucosa:

A mucosa que alinha as estruturas móveis da boca recebe o nome de *forro,* ou *mucosa móvel,* que se encontra no palato mole, bochechas, lábios, mucosa alveolar, o chão da boca, e o fórnix vestibular. O tipo de epitélio que cobre a mucosa de revestimento é um epitélio escamoso estratificado *não queratinizado.*

2.Maticatory Mucosa:

O tipo de epitélio que cobre estas superfícies é um epitélio escamoso estratificado *queratinizado ou para-queratinizado,* que fornece à mucosa mastigatória a sua capacidade de melhor suportar o stress a que está sujeita durante a mastigação. Está ligada ao osso subjacente na gengiva ligada e no palato duro.

3.Mucosa especializada:

Mucosa especializada no dorso da língua que mostra um epitélio escamoso estratificado que pode ser *queratinizado* ou *não queratinizado.* Recebe este nome devido à sua característica única de ter diferentes tipos de papilas linguísticas e papilas gustativas que permitem a percepção do paladar. Como o dorso da língua participa activamente na mastigação, esta mucosa é por vezes também classificada como mucosa mastigatória.

Não queratinócitos em epitélio oral:

1.Melanócitos: Os melanócitos são células dendríticas alongadas, produtoras de melanina, localizadas na camada basal do epitélio oral que têm origem na crista neural e depois migram para a pele e mucosa oral, onde residem. Estas células contêm as proteínas necessárias para sintetizar a melanina e para o processo de maturação dos melanossomas.

As diferentes cores de pele e pigmentação da mucosa oral são determinadas pelo tamanho e quantidade dos melanosomas e pelo tipo de melanina sintetizada, eumelanina ou feomelanina. Os grânulos de melanina, que são grupos de melanossomas, podem ser microscopicamente observados num tecido fortemente pigmentado, corado com hematoxilina e eosina.

A melanina protege estes tecidos do efeito prejudicial da luz ultravioleta, espécies reativas de oxigênio, e radicais livres presentes no ambiente. Vale a pena notar que com a idade, o número de melanócitos orais aumenta, e por isso há um aumento da extensão e intensidade das pigmentações orais que são consideradas fisiológicas.

2. Células de Langerhans

As células de Langerhans são células dendríticas derivadas da medula óssea que migram para o epitélio oral, onde residem dentro do estrato espinhal. São essenciais na vigilância imunitária do tecido, uma vez que funcionam como células que apresentam antigénio, pelo que as células de Langerhans são a ligação entre a mucosa oral e o sistema imunitário.

Uma característica distintiva ultra-estrutural destas células são as organelas em forma de bastão, por vezes descritas como "raquetes de ténis", encontradas exclusivamente no citoplasma das células de Langerhans, chamadas grânulos ou corpos de Birkbeck.

As células de Langerhans podem ser observadas com reacções imunohistoquímicas específicas, tais como a imunohistoquímica S-100.

3. Células Merkel

As células Merkel estão lentamente a adaptar os receptores de toque sensorial associados a um final neural sensível localizado principalmente na epiderme; contudo, também se encontram na mucosa oral dentro do estrato basal. Têm vesículas citoplasmáticas geralmente localizadas ao lado das fibras nervosas a elas ligadas. Tem sido sugerido que estas estruturas libertam moléculas transmissoras na junção sinapse localizada entre a fibra nervosa e a célula de Merkel, o que gera o impulso nervoso.

Os complexos de células-neurite Merkel estão localizados em maior número na mucosa do gengivae lingual. Portanto, acredita-se que actuam como mecanorreceptores de adaptação lenta e dão informações somatossensoriais sobre a posição da língua.

Os pacientes que usam dentaduras completas são conhecidos por diminuir a perceptibilidade oral devido à perda do ligamento periodontal. Estudos recentes levantaram a possibilidade de um aumento das células Merkel poder ajudar a compensar parcialmente a perda de mecanorrecção pela perda do ligamento periodontal em tais pacientes. [4,5]

<u>Funções da Mucosa Oral:</u>

Função Protectora

A cavidade oral é um ambiente constantemente desafiado pelos estímulos mecânicos, químicos, e biológicos das nossas actividades diárias.

A mucosa oral desempenha um papel essencial na protecção dos tecidos subjacentes das forças mecânicas envolvidas na função normal da mastigação (estiramento, compressão e abrasão a partir de uma dieta dura), antigénios externos, e moléculas nocivas da dieta. Além disso, a mucosa oral é também exposta a substâncias cancerígenas encontradas no álcool, tabaco e noz de bétel, consumidas em algumas regiões.

O epitélio oral actua como uma barreira contra estas tensões fisiológicas e patogénicas. Funciona como uma barreira física e imunitária contra agressões externas e impede a penetração da flora bacteriana normal da cavidade oral que pode causar infecção.

 O epitélio oral consegue-o ao ser composto por várias camadas de células epiteliais e junções de células epiteliais e mantendo respostas imunitárias aos antigénios graças à presença de células dendríticas (DCs) e de células T helper 17 (Th17).

Secreção

A principal substância secretada pela mucosa oral é a saliva, que é libertada pelas condutas das glândulas salivares maiores e menores. As glândulas salivares menores amplamente distribuídas na cavidade oral são incluídas na submucosa. Ainda assim, as glândulas salivares maiores, que são a principal fonte de saliva, estão localizadas fora dos limites da mucosa oral. No entanto, as suas condutas excretoras abrem-se na cavidade oral contribuindo para a manutenção da humidade do tecido.

A mucosa oral possui um número menos significativo de glândulas sebáceas relatadas nos lábios, labial e bucal na maior parte da população adulta e pode ser encontrada esporadicamente na mucosa alveolar. No entanto, estudos recentes sobre o sebo da pele sugerem que este pode desempenhar um papel na imunidade.

Função Sensorial

A cavidade oral recebe a sua inervação sensorial a partir dos três ramos do nervo trigémeo. Três tipos de terminações sensoriais estão principalmente presentes na mucosa oral, que consistem em discos de Merkel, corpúsculos de Meissner e terminações nervosas livres, que permitem à mucosa oral perceber e responder ao estímulo da temperatura, do tacto e da dor. Além disso, percebe as sensações gustativas de salgado, doce, azedo, amargo, e umami.

A função sensorial da cavidade oral é essencial para a identificação dos objectos, influenciando as acções realizadas durante a mastigação, e iniciando o reflexo de deglutição. O sentido do tacto permite a coordenação dos movimentos exigidos pela língua, lábios e palato mole para emitir correctamente os sons quando se fala.[3]

<u>Significado clínico:</u>

 Para mencionar alguns exemplos, a ruptura do epitélio oral pode causar várias lesões da mucosa oral como o líquen plano oral e a leucoplasia oral. Os carcinomas orais, tais como o carcinoma espinocelular (OSCC), foram desenvolvidos quando a barreira epitelial oral da mucosa é perturbada e os queratinócitos sofrem uma diferenciação defeituosa. Além disso, a destruição da barreira gengival causada pela disbiose na microbiota oral combinada com a inflamação leva a doenças periodontais.

Lesões comuns da mucosa oral superficial incluem herpes labial, candidíase, estomatite afta recorrente, eritema migrans, língua peluda, e líquen plano.

Além disso, vale a pena notar que a mucosa oral anormal pode ser um sintoma de doenças da mucosa ou da pele e muitas condições sistémicas.

<u>Mucosa da pele</u>

A pele é o maior órgão do corpo e um dos seus mais complicados. A pele é composta por muitas células e estruturas especializadas que estão em constante mudança.

--

A função primária da pele é actuar como uma barreira contra <u>agentes patogénicos</u> causadores de doenças e ambientes hostis. Também ajuda a regular a temperatura corporal e recolhe informação sensorial do ambiente circundante. Além disso, desempenha um papel activo na <u>resposta imunitária</u> do corpo a qualquer coisa que considere prejudicial.

<u>A Epiderme:</u>

A epiderme é a camada mais exterior da pele. A sua espessura depende da sua localização no corpo. É mais fina nas pálpebras (cerca de meio milímetro) e mais espessa nas palmas das mãos e nas plantas dos pés (1,5 milímetros).

- **Stratum Basale**: Esta camada inferior, também conhecida como camada de células basais, tem células em forma de coluna que empurram células mais antigas para a superfície. À medida que as células se movem para cima, começam a aplanar e a morrer. A camada é também constituída por melanócitos (que produzem um pigmento que dá à pele a sua cor) e células Merkel que actuam como receptores a tocar.
- **Stratum spinosum**: Esta camada, também conhecida como camada de células escamosas, é a parte mais espessa da epiderme.

 Contém queratinócitos recém-formados (que produzem uma proteína chamada queratina que compõe o cabelo, a pele e as unhas), bem como células de Langerhans que ajudam a combater a infecção.

- **Stratum granulosum**: Esta camada contém mais queratinócitos que são gradualmente empurrados para a superfície da pele.
- **Stratum lucidum**: Esta camada translúcida de tecido só existe nas palmas das mãos e nas plantas dos pés.
- **Stratum corneum**: Esta é a camada superior da epiderme que ajuda a pele a reter a humidade e impede a entrada de substâncias indesejáveis no corpo. É feita de queratinócitos mortos e achatados que são vertidos aproximadamente de duas em duas semanas.[6]

A pele é constituída principalmente por três componentes:

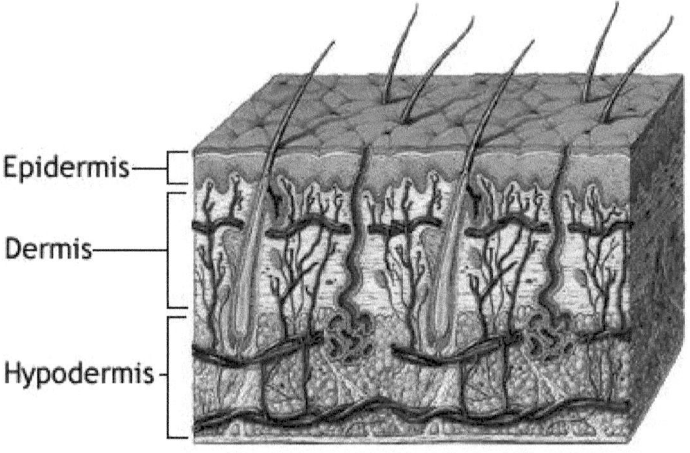

1. Epidermis
2. Dermis
3. Tecido subcutâneo

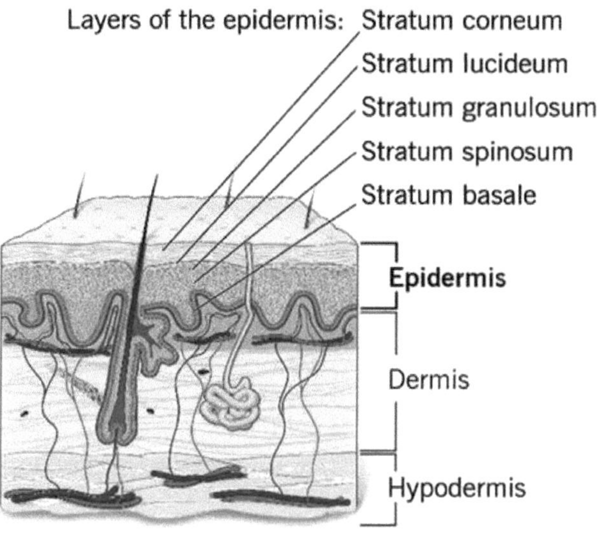

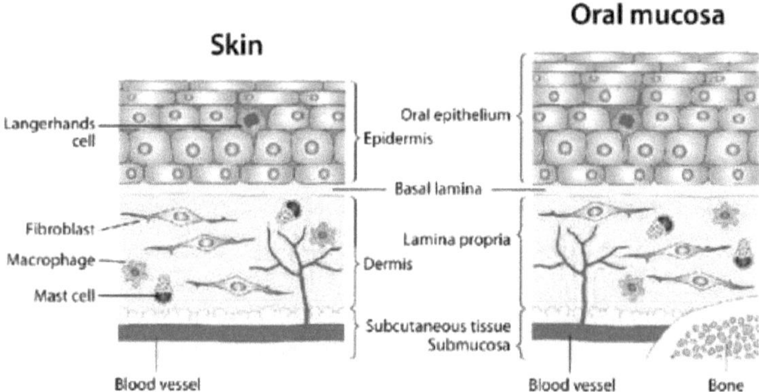

<u>**A Dermis:**</u>

A derme é a camada intermédia da pele. Contém tecido conjuntivo, capilares, terminações nervosas e folículos capilares. Contém também diferentes glândulas, incluindo glândulas sebáceas que produzem sebo (um óleo corporal) e glândulas apócrinas que produzem suor.

A derme é dividida em duas partes:

- **Derme papilar**: Esta é a camada fina e superior que contém capilares que ajudam a regular a temperatura da pele e a fornecer nutrientes à epiderme. Contêm também corpúsculos Meissner (que transmitem sensações de toque delicado) e corpúsculos lamelares (que transmitem sensações de vibração e pressão).
- **Derme reticular**: Esta é a camada espessa e inferior que contém tecidos conjuntivos e feixes densos de colagénio que fornecem à pele a sua elasticidade e força totais.

A espessura da derme varia em função da sua localização no corpo. Nas pálpebras, tem cerca de 0,6 milímetros de espessura. Nas costas, palmas das mãos, e plantas dos pés, tem 3 milímetros de espessura.

Tecido subcutâneo

O tecido subcutâneo é a camada mais interna da pele. É constituído principalmente por gordura, tecidos conjuntivos, vasos sanguíneos maiores, e nervos.[5]

A maior parte da gordura corporal é armazenada na camada subcutânea. Não só o isola das mudanças de temperatura, como protege os músculos e os órgãos internos contra impactos e quedas.

A camada subcutânea também:

- Armazena células gordas para reservas de energia.
- Dá ao corpo o seu aspecto liso e contornado.
- Regula a temperatura através da contracção e dilatação dos vasos sanguíneos.
- Serve como ponto de fixação dos ossos, músculos e outros órgãos à pele.
- Contém sensores de pressão profunda, produz uma hormona chamada leptina que ajuda a manter o metabolismo do corpo em homeostase.(equilíbrio)

Qual é a diferença entre a mucosa oral e a mucosa da pele?

- Cor

- Superfície húmida

- Ausência de estruturas cutâneas anexas, tais como folículos capilares, glândulas sudoríparas e glândulas sebáceas (excepção na doença de Fordyce)Doença de Fordyce: Glândulas sebáceas na cavidade oral predominantemente no lábio superior, mucosa bucal e mucosa alveolar.[7]

- Presença de glândulas salivares menores na mucosa oral.

- Textura da superfície: A mucosa oral é mais suave que a pele (poucas excepções como a língua dorsal - devido às papilas; palato duro - rugae; gengiva - estilete)

- Firmeza: A firmeza da mucosa oral varia na sua firmeza. Por exemplo, a mucosa bucal e os lábios são soltos e maleáveis, enquanto a gengiva e o palato duro são firmes clinicamente tão críticos ao mesmo tempo que dão injecções.

TERMINOLOGIAS RELACIONADAS COM LESÕES DA MUCOSA ORAL

TERMINOLOGIAS:

TERMINOLOGIA MORFOLÓGICA

MORFOLOGIA - A forma ou estrutura de uma lesão individual da pele.

LESÃO - Qualquer área única de pele alterada. As lesões podem ser solitárias ou múltiplas.

LESÃO PRIMÁRIA - Uma lesão directamente associada ao processo da doença que é descrita com terminologia dermatológica estabelecida.

Exemplo: Macule, pápula, remendo, placa, vesícula, bula, outros.

LESÃO SECUNDÁRIA - Modificação de uma lesão primária que resulta da evolução da lesão primária, lesão traumática, ou outros factores externos.

Exemplo: Erosão, fissura, ulceração, escoriação, e outros

LEÕES FLATAS

MACULE - Uma área circunscrita e plana de descoloração com menos de 10 mm* de diâmetro.

Exemplo: Freckle

PATCH - Uma área circunscrita e plana de descoloração de diâmetro superior a 10 mm*. Pequena escala pode ou não estar presente.

Exemplo: Vitiligo

LEÕES RAIZADAS

PAPULE - Uma lesão circunscrita, elevada, sólida e com menos de 10 mm* de diâmetro.

Exemplo: Verruga

PLAQUE - Uma lesão circunscrita, elevada e sólida, de diâmetro superior a 10 mm* e que é normalmente mais largo do que é grosso.

Exemplo: Psoríase

NÓDULO - Uma lesão palpável, sólida e com um diâmetro superior a 10 mm*. Os nódulos encontram-se geralmente no tecido dérmico ou subcutâneo, e a lesão pode estar acima, nivelada com, ou abaixo da superfície da pele. Exemplo: Dermatofibroma.

TUMOR - Uma lesão sólida e firme que é tipicamente superior a 20 mm de diâmetro. Os tumores podem estar acima, nivelados

com, ou por baixo da superfície da pele. Também conhecida como uma massa.

Exemplo: Carcinoma metástático.

WHEAL - Pápulas transitórias, circunscritas, edematosas de placas causadas por inchaço na derme. As rodas podem manifestar-se com bordas eritematosas e centros pálidos PLAQUE - Uma lesão circunscrita, elevada e sólida que

tem mais de 10 mm* de diâmetro e é geralmente mais larga do que a sua espessura.

Exemplo: Psoríase

LESÕES DEPRIMIDAS

AURROW - Um túnel linear ou serpiginoso (ondulado, tipo serpente) em forma de fio na epiderme tipicamente feito por um parasita.

Exemplo: Sarna

EROSÃO - Uma lesão superficial, húmida ou crostosa resultante da perda das camadas superficiais da epiderme superior apenas, como resultado de fricção ou pressão.

Exemplo: Vesículas de varicela rachadas

EXCORIÇÃO - Uma abrasão de pele que é geralmente superficial e devido ao arranhão da pele. As escoriações podem ser lineares ou focais.

Exemplo: Excorsões neuróticas da colheita habitual e/ou de uma estreita zona periférica de palidez ou vasoconstrição.

Exemplo: Urticária

FISSURO - Lágrimas lineares ou em forma de cunha na epiderme com paredes abruptas.

Exemplo: Tinha pedis interdigital

PITS - Pequenas depressões demarcadas na superfície da pele ou das unhas.

Exemplo: Queratólise sem caroço

ULCER - Uma perda circunscrita da epiderme e pelo menos da derme superior. As úlceras são ainda classificadas por profundidade, borda, forma, borda, e o tecido na sua base.

Exemplo: Úlcera de estase venosa.

LESÕES CHEIAS DE FLUIDOS

ABSCESS - Uma acumulação localizada de pus na derme ou tecido subcutâneo que é frequentemente vermelho,

quente, e terno.

Exemplo: Infecção por Staphylococcus aureus resistente à meticilina (MRSA)

BULLA (PLURAL = BULLAE) - Uma bolha grande, levantada, circunscrita, com mais de 10 mm* de diâmetro e

é preenchido com fluido. O fluido pode ser claro, seroso, hemorrágico, ou purulento.

Exemplo: Pemphigus vulgaris

CARBUNHO - Um nódulo inflamatório composto por dois ou mais furúnculos confluentes com cabeças separadas.

Exemplo: Infecção por Staphylococcus aureus

CYST - Uma cavidade ou saco fechado contendo material fluido ou semi-sólido. Um cisto pode ter um revestimento epitelial ou endotelial.

Exemplo: Cisto de inclusão epidérmica

FURUNCLE - Um nódulo agudo, redondo, firme, circunscrito, centrado no folículo, causado por uma infecção que é geralmente

superior a 10 mm de diâmetro. Caracterizado por dor, vermelhidão, e pus potencialmente visível.

Exemplo: Infecção por Staphylococcus aureus

PUSTULE - Uma vesícula purulenta (cheia de pus). As pústulas são preenchidas com neutrófilos e podem ser brancas ou amarelas. Não
todas as pústulas estão infectadas.
Exemplo: Foliculite bacteriana

VESICLO - Uma bolha pequena, superficial, circunscrita, com menos de 10 mm* de diâmetro e com enchimento fluido. O
o fluido pode ser claro, seroso, hemorrágico, ou purulento.
Exemplo: Herpes zoster

LESÕES VASCULARES

ECCHYMOSIS (PLURAL = ECCHYMOSES) - Máculas não branqueadoras, purpúricas ou manchas com mais de 3 mm de diâmetro devido ao sangue extravasado na pele.
As mudanças de cor com o tempo podem passar de azul-preto para castanho, amarelo, ou verde antes de desaparecerem.
Exemplo: Contusão por traumatismo brusco

HEMATOMA - Uma colecção de sangue extravasado que está relativamente ou completamente confinada dentro de um espaço. O
O sangue é geralmente coagulado (ou parcialmente coagulado) e, dependendo do tempo, pode manifestar vários graus de organização e cor.
Exemplo: Hemorragia pós-cirúrgica

PURPURA - Sangramento na pele que resulta em descoloração violácea (violeta ou roxa) que varia de acordo com a sua duração e não branqueiam com a pressão. A púrpura inclui petéquias e equimoses. Quando as lesões purpúreas são palpáveis, representam vasculite (inflamação vascular).
Exemplo: Henoch-Scho¨ púrpura da púrpura da púrpura

PETECHIAE - Máculas purpúreas minúsculas, de 1 a 2 mm (tamanho da cabeça do alfinete) sem máculas purpúreas branqueáveis resultantes da ruptura de pequenos vasos sanguíneos. A cor pode ser vermelha, roxa, ou castanha.
Exemplo: Febre maculosa das Montanhas Rochosas

TELANGIECTASIA - Pequenos vasos sanguíneos cutâneos superficiais que se tornam persistentemente visíveis por estarem dilatados.

Exemplo: Rosácea eritrotelangiectásica.[8]

Patch	> 1 cm macule Eg. Vitilago, Mongolian spot, café au lait	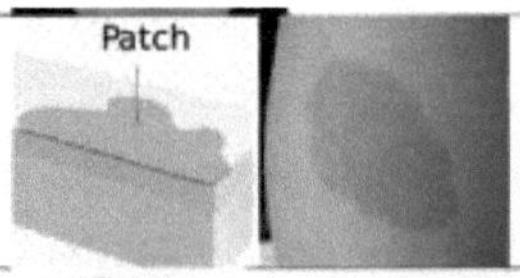
Pustule	Cavity filled with pus Purulent, whitehead Eg. Acne, impetigo	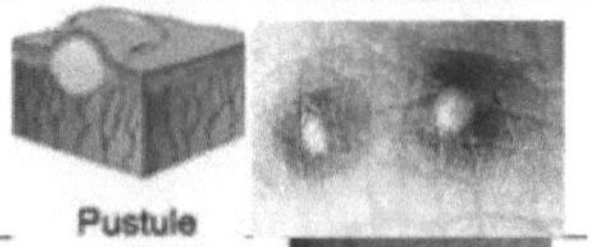
Papule	< 1 cm Solid, elevated, circumscribed, thickening of the epidermis Eg. Nevus (elevated moles), warts	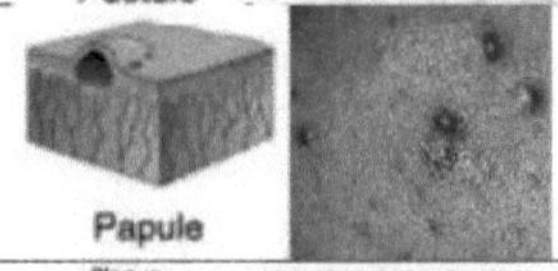
Plaque	Papules that join together to become wider than 1 cm Eg. Psoriasis	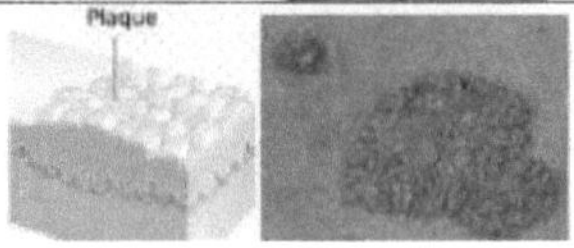

Vesicle (blister)	Up to 1 cm Fluid filled, elevated cavity Eg. All forms of herpes, shingles, chicken pox	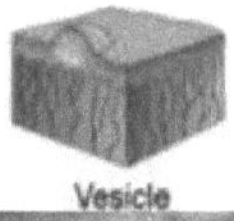 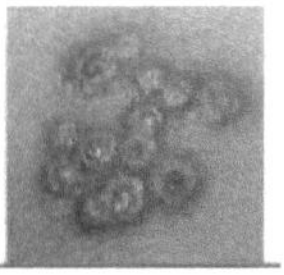 Vesicle
Bulla	> 1 cm Thin walled in the epidermis, may rupture Eg. Bollous Pemphigus, burns	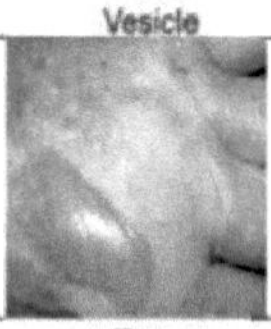
Nodule	> 1 cm Solid, elevated, hard or soft, deeper into dermis Eg. Fibroma, intradermal nevus	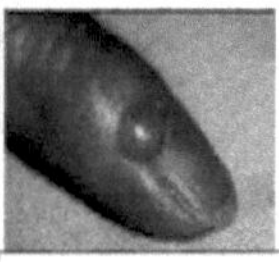 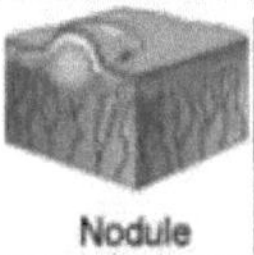 Nodule
Tumour	> 1 cm to several cm Firm or soft, deeper into dermis, may be malignant or benign Eg. Hemangioma, lipoma	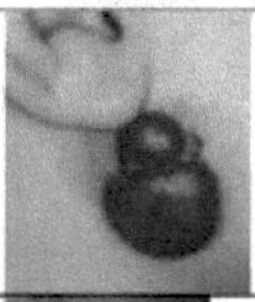
Cyst	Encapsulated, fluid filled cavity, dermis or subcutaneous tissue, elevated Eg. Sebaceous cyst, wen	

DOENÇAS INFECCIOSAS

Herpes

Introdução:

O vírus Herpes simplex tipo 1 (HSV-1) é um vírus dsDNA linear, um capsido icosaédrico de 100 a 110 nm de diâmetro, com um envelope spikey. que é um membro da subfamília Alpha Herpesviridae. O HSV-1 é responsável pelo estabelecimento de erupções vesiculares primárias e recorrentes, principalmente na mucosa orolabial e genital.[9] O vírus Herpes simplex (HSV) existe como dois tipos, 1 e 2 (HSV-1 e HSV-2), e causa uma infecção duradoura com lesões recorrentes. Geralmente, o HSV-1 tem sido associado à doença oro-labial, com a maioria das infecções ocorrendo durante a infância. Em geral, a patogénese da infecção pelo HSV-1 segue um ciclo de infecção primária das células epiteliais, latência principalmente nos neurónios, e reactivação. A infecção por HSV-1 tem uma grande variedade de apresentações, incluindo herpes orolabial, sicose herpética (foliculite HSV), herpes gladiatorum, herpes branco, infecção por HSV ocular, encefalite herpética, erupção variceliforme de Kaposi (eczema herpético), e infecção grave ou crónica por HSV.[9,10]

Etiologia:

Os factores de risco de infecção pelo HSV-1 diferem consoante o tipo de infecção pelo HSV-1. No caso do herpes orolabial, os factores de risco incluem qualquer actividade que exponha uma pessoa à saliva de um doente infectado, por exemplo, artigos para beber ou cosméticos partilhados, ou contacto boca a boca. Os factores de risco para o herpes branco incluem chupar o polegar e morder as unhas na presença da infecção orolabial HSV-1 na população infantil, e médica/dentária.

Os factores de risco para o herpes gladiatorum incluem a participação em desportos de alto contacto, tais como rugby, luta livre, MMA, e boxe. Os factores de risco para infecção grave ou crónica por HSV incluem estados imunocomprometidos, tais como receptores de transplante (órgãos sólidos ou células estaminais hematopoiéticas), infecção por HIV, ou pacientes com leucemia/linfoma.

Fisiopatologia:

O HSV-1 é tipicamente espalhado através do contacto directo com saliva contaminada ou outras secreções corporais infectadas, em oposição ao HSV-2, que é espalhado principalmente por contacto sexual. O HSV-1 começa a replicar-se no local da infecção (mucocutânea) e depois segue viagem por fluxo retrógrado, descendo um axônio até aos gânglios radiculares dorsais (DRG). É no DRG que a latência é estabelecida. Este período de latência permite que o vírus permaneça num estado não infeccioso durante um período de tempo variável antes de ser reactivado. Um desses mecanismos é induzir uma acumulação intercelular de moléculas CD1d em antigénios que apresentam células. Normalmente, estas moléculas CD1d são transportadas para a superfície celular, onde o antigénio é apresentado resultando na estimulação de células T assassinas naturais, promovendo assim a resposta imunitária.[10] Quando as moléculas CD1d são sequestradas intercelularmente, a resposta imunitária é inibida. O HSV-1 tem vários outros mecanismos através dos quais desce - regula várias células imunológicas e citocinas.

Manifestação oral:

HSV-1 é o culpado mais comum do herpes orolabial (uma pequena percentagem dos casos é atribuída ao HSV-2). É importante notar que a infecção pelo HSV-1 orolabial é mais comummente assintomática. Quando existem sintomas, a manifestação mais comum é a "ferida de frio" ou bolha de febre. Nas crianças, as infecções orolabiais sintomáticas do HSV-1 apresentam-se frequentemente como gengivostomatite que leva à dor, halitose, e disfagia.

 Os sintomas de uma infecção orolabial *primária* ocorrem entre três dias e uma semana após a exposição. Os doentes experimentarão frequentemente um pródromo viral constituído por mal-estar, anorexia, febres, linfadenopatia tenra, dor localizada, sensibilidade, ardor, ou formigueiro antes do início de lesões mucocutâneas.

As lesões primárias do HSV-1 ocorrem geralmente na boca e nos lábios. Os doentes irão então demonstrar dolorosas vesículas agrupadas numa base eritematosa. Estas vesículas exibem uma borda característica com vieiras. Estas vesículas podem então progredir para pústulas, erosões, e ulcerações. Dentro de 2 a 6 semanas, a crosta das lesões termina e os sintomas resolvem-se.[10,11]

Os sintomas de infecção orolabial *recorrente* são tipicamente mais suaves do que os de infecção primária, com um prodrómio de formigueiro, queimadura e comichão 24 horas por dia. As infecções orolabiais recorrentes HSV-1 afectam classicamente a borda do vermelhão do lábio (em oposição à boca e aos lábios, como se vê na infecção primária).

Manifestações dermatológicas:

As infecções iniciais ou recorrentes por HSV-1 podem afectar o folículo capilar, e quando isto ocorre, é denominada sicose herpética (foliculite HSV). Isto irá apresentar-se na área da barba de um homem com um historial de barbear de lâmina de barbear rente. As lesões existem num espectro que vai desde pápulas foliculares dispersas com erosão até grandes lesões envolvendo toda a área da barba. A micose herpética é autolimitada, com uma resolução de pápulas erodidas no prazo de 2 a 3 semanas.

As lesões do herpes gladiatorum serão vistas no pescoço lateral, lado do rosto e antebraços dentro de 4 a 11 dias após a exposição. Uma elevada suspeita para este diagnóstico é crucial nos atletas, uma vez que este é geralmente diagnosticado erroneamente como foliculite bacteriana.

A infecção HSV-1 também pode ocorrer nos dígitos ou periungual, causando o branco herpético. O whitlow herpético apresenta-se como bolhas profundas que podem, em segundo lugar, sofrer erosão.

A infecção do HSV-1 do olho leva ao HSV ocular em crianças e adultos. A HSV ocular primária apresenta queratoconjuntivite que pode ser unilateral ou bilateral. Podem estar associadas lágrimas de pálpebras, edema, fotofobia, quimiose (inchaço da conjuntiva), e linfadenopatia pré-auricular.

A encefalite por herpes é uma infecção grave, tipicamente fatal (a mortalidade é superior a 70% se não for tratada) causada pelo HSV-1. Afecta principalmente o lobo temporal do cérebro levando a comportamentos bizarros e défices neurológicos focais localizados ao lobo temporal. Os doentes podem também ter febre e estado mental alterado.

O vírus do herpes neonatal apresenta-se no 5º ao 14º dia de vida e favorece o couro cabeludo e o tronco. Pode apresentar-se com lesões cutâneas disseminadas e envolvimento da mucosa oral e ocular. O envolvimento do sistema nervoso central (SNC) pode ocorrer e manifestar-se como encefalite com letargia, alimentação deficiente, fontanela saliente, irritabilidade, e convulsões.[11]

Diagnóstico:

padrão de ouro para o diagnóstico da infecção HSV-1 é a serologia HSV-1 (detecção de anticorpos via western blot). O mecanismo mais sensível e específico é a reacção em cadeia da polimerase viral (PCR). No entanto, a serologia continua a ser o padrão de ouro. Cultura viral, ensaio directo fluorescente, ensaio de anticorpos (DFA), e esfregaço de Tzanck são métodos alternativos de diagnóstico. É importante notar que o esfregaço de Tzanck identifica células gigantes multinucleadas, pelo que não consegue distinguir entre HSV e VZV. O ensaio de DFA, contudo, pode distinguir entre as 2 entidades.

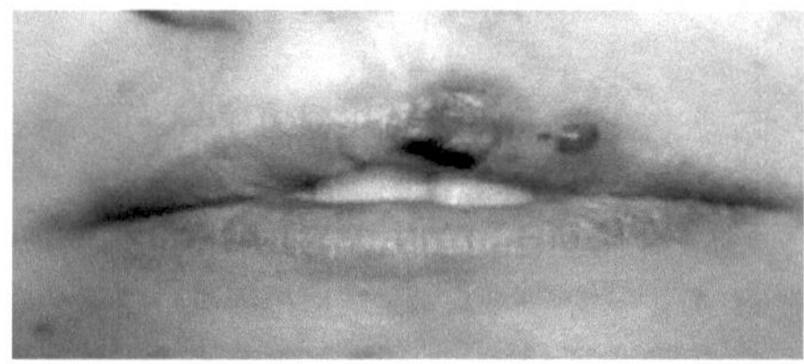

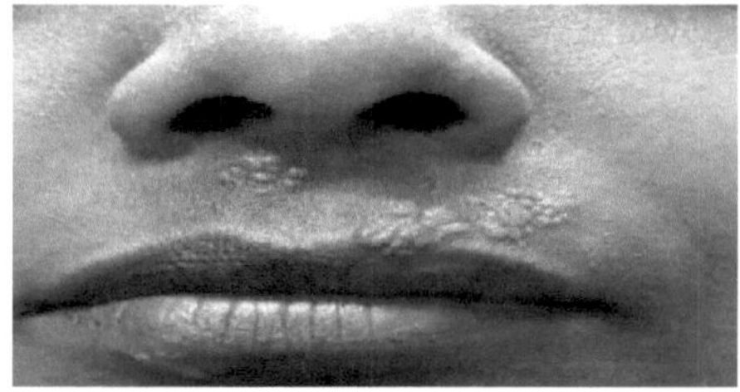

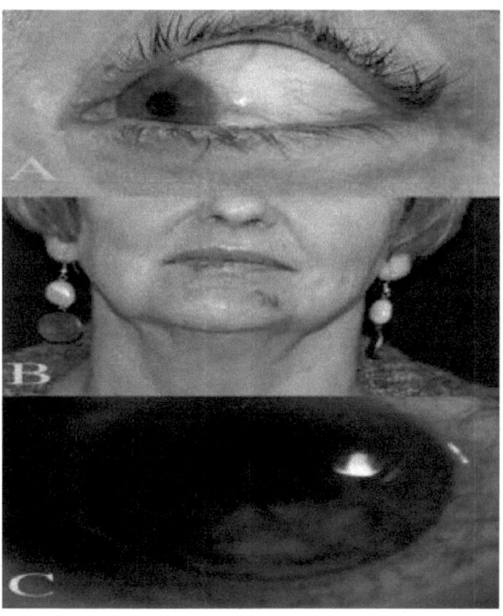

Várias manifestações de Herpes simplex tipo I juntamente com o envolvimento ocular.

Gestão:

Para o tratamento do herpes orolabial, a recomendação actual é o valaciclovir oral (2 gramas duas vezes por dia durante um dia). Se o doente tiver surtos frequentes, a supressão crónica é justificada. Para a supressão crónica de doentes imunocompetentes, recomenda-se o valaciclovir oral 500 mg diários (para doentes com menos de dez surtos por ano) ou o valaciclovir oral 1 grama por boca diariamente (para doentes com mais de 10 surtos por ano).

Para o tratamento do eczema herpético, recomenda-se a utilização de 10 a 14 dias de aciclovir (15 mg/kg com um máximo de 400 mg) 3 a 5 vezes por dia ou de Valacyclovir 1 grama por boca duas vezes por dia.

Para doentes imunocomprometidos com HSV grave e crónico, o tratamento tem como objectivo a supressão crónica. Para a supressão crónica de doentes imunocomprometidos, recomenda-se o aciclovir oral 400 a 800 2 a 3 vezes por dia, ou o valaciclovir oral 500 mg duas vezes por dia.

As infecções por herpes tipo 1 são melhor geridas por uma equipa interprofissional que inclui o fornecedor primário, o pediatra, o enfermeiro clínico, o especialista em doenças infecciosas e o internista. A chave do tratamento é iniciar o antiviral no prazo de 24 horas após os sintomas. É importante compreender que a maioria das infecções diminui espontaneamente por si só e o tratamento retardado não tem impacto na duração ou gravidade dos sintomas. Durante a infecção, o paciente deve ser educado sobre a lavagem das mãos e evitar o contacto próximo com outras pessoas.[11]

Diagnóstico diferencial:

O diagnóstico diferencial da infecção por HSV-1 orolabial inclui estomatite afta, síndrome de Stevens-Johnson, eritema multiforme (EM) major, e herpangina. Estas entidades podem ser distinguidas do herpes orolabial pela história e resultados de exames físicos.[10]

<u>**Varicella zoster**</u>

<u>**Introdução:**</u>

A varicela ou varicela é uma doença contagiosa causada pelo vírus da varicela-zoster (VZV). O vírus é responsável pela varicela (geralmente infecção primária em hospedeiros não imunes) e pelo herpes zoster ou herpes-zoster (após reactivação da infecção latente). A varicela é uma doença mundial, transmitida pelo ar, que se propaga pela tosse e espirros, e pelo contacto com lesões cutâneas. Pode começar a espalhar-se um a dois dias antes do aparecimento da erupção cutânea, até que todas as lesões apresentem crosta. Os doentes com herpes zoster podem propagar a varicela àqueles que não estão imunes através do contacto com a bolha. Embora possam ocorrer reinfecções por varicela, estas reinfecções são geralmente assintomáticas e muito mais suaves do que a infecção primária.[12]

A vacina contra a varicela foi introduzida em 1995 e resultou numa diminuição significativa do número de casos e complicações. Previne cerca de 70% a 90% das infecções e 95% das doenças graves.

<u>**Etiologia:**</u>

A varicela ou varicela é causada pelo vírus da varicela-zoster (VZV), um herpesvírus com distribuição mundial. Estabelece a latência após a infecção primária, uma característica exclusiva da maioria dos vírus do herpes.

É adquirido por inalação de gotículas aerossolizadas infectadas. Este vírus é altamente contagioso e pode propagar-se rapidamente. A infecção inicial ocorre na mucosa das vias respiratórias superiores. Após 2-6 dias, o vírus entra na circulação e outro surto de viremia ocorre em 10-12 dias.[12] Neste momento, aparece a vesícula característica. São produzidos anticorpos IgA, IgM, e IgG, mas são os anticorpos IgG que conferem imunidade vitalícia. Após a infecção primária, a varicela localiza-se nos nervos sensoriais e pode reactivar mais tarde para produzir herpes zóster.[13]

A maior prevalência é no grupo etário dos 4 aos 10 anos de idade. A varicela tem uma taxa de infecção de 90%. Os casos secundários nos contactos domésticos tendem a ter uma doença mais grave do que os casos primários. Nos trópicos, a varicela tende a ocorrer em pessoas mais velhas e pode causar doenças mais graves. Os adultos terão marcas profundas de pock e cicatrizes mais proeminentes.

<u>Fisiopatologia:</u>

A exposição provoca a produção de imunoglobulina G, M, e A. Os anticorpos IgG persistem por toda a vida e conferem imunidade. As respostas imunitárias mediadas por células são importantes para limitar a duração da infecção primária por varicela. Após a infecção primária, é a varicela teorizada que se propaga às lesões mucosas e epidérmicas aos nervos sensoriais locais. Depois permanece latente nas células ganglionares dorsais dos nervos sensoriais.[12,13] O sistema imunitário mantém o vírus sob controlo mas a reactivação ainda pode ocorrer mais tarde na vida e resulta na síndrome clinicamente distinta do herpes zoster (herpes zoster), neuralgia pós-herpética, e por vezes síndrome de Ramsay Hunt tipo II. A varicela zoster pode danificar as artérias do pescoço e da cabeça, resultando num AVC.

<u>Manifestação oral:</u>

Os sintomas pródromos em adolescentes e adultos são dores musculares, náuseas, diminuição do apetite, e dor de cabeça seguida de erupção cutânea, feridas orais, mal-estar, e febre de baixo grau. As manifestações orais podem preceder as erupções cutâneas. Em crianças, a doença pode não ser precedida por sintomas pródromos, e o sinal inicial pode ser uma erupção cutânea ou uma lesão da cavidade oral. Normalmente, desenvolvem-se provas visíveis na cavidade oral e nas áreas das amígdalas sob a forma de pequenas úlceras que podem ser dolorosas e causar comichão.[13]

<u>Manifestações dermatológicas:</u>

A erupção começa como pequenos pontos vermelhos no rosto, couro cabeludo, tronco, antebraços e pernas. Durante as dez a 12 horas seguintes, progride para pequenas saliências, bolhas e pústulas; e eventualmente umbilicação e formação de crostas. De notar que as erupções cutâneas da varicela ocorrem nas culturas e encontram-se tipicamente em diferentes fases de evolução.

Na fase de bolha, o prurido intenso está presente. As bolhas podem ocorrer nas palmas das mãos, plantas e área genital. Os adultos podem ter uma erupção cutânea mais disseminada e febre mais longa, e são mais propensos a desenvolver pneumonia, a complicação mais importante nos adultos.

Como a descarga nasal aquosa contendo vírus vivo precede os exantemas em um ou dois dias, a pessoa infectada é contagiosa um a dois dias antes do reconhecimento da doença

Uma complicação comum é uma infecção bacteriana secundária que pode apresentar-se como celulite, impetigo ou erisipela.

A varicela primária disseminada é geralmente observada em indivíduos imunocomprometidos e acarreta uma mortalidade muito elevada. As complicações do SNC são raras mas podem apresentar-se como síndrome de Guillain barre ou encefalite.[12, 13]

A infecção primária por varicela durante a gravidez pode também afectar o feto, que pode apresentar mais tarde varicela. Além disso, o vírus também tem o potencial de causar a síndrome congénita da varicela.

<u>Diagnóstico:</u>

O diagnóstico da infecção por varicela baseia-se principalmente nos sinais e sintomas. A confirmação é feita pelo exame do líquido dentro das vesículas, raspagem das lesões que não têm crosta ou pelo sangue para evidência de uma resposta imunológica aguda. A reacção em cadeia da polimerase (PCR) tem o maior rendimento e pode ser utilizada para amostras sem pele, tais como amostra de lavado broncoalveolar e líquido cefalorraquidiano. O teste directo de anticorpos fluorescentes substituiu em grande parte o teste de Tzanck. O fluido vesicular também pode ser cultivado, mas o rendimento é baixo em comparação com a PCR.[13,14] Os testes de sangue são utilizados para identificar uma resposta a uma infecção aguda (IgM), infecção anterior, e imunidade subsequente (IgG). O diagnóstico pré-natal de varicela fetal pode ser realizado utilizando ultra-sons, embora seja aconselhado um atraso de 5 semanas após a infecção materna primária. Um teste PCR (DNA) do líquido amniótico pode ser realizado, embora o risco de aborto espontâneo devido a amniocentese seja mais elevado do que o risco de o bebé desenvolver varicela fetal.[12]

<u>Gestão:</u>

Como medida de protecção, os infectados são normalmente obrigados a permanecer em casa enquanto são infecciosos. Manter as unhas curtas e usar luvas pode prevenir a arranhadela e reduzir o risco de infecções secundárias.

A loção tópica de calamina pode aliviar o prurido. A limpeza diária com água quente ajudará a evitar a infecção bacteriana secundária. A acetaminofena pode ser utilizada para reduzir a febre. Evitar a aspirina, pois pode causar a síndrome de Reye. Pessoas em risco de desenvolver complicações e que tenham tido uma exposição significativa podem receber imunoglobulina intramuscular varicella-zoster, uma preparação contendo elevados títulos de anticorpos contra o vírus varicella-zoster, para ajudar a prevenir a doença. [14]

Nas crianças, o aciclovir diminui os sintomas em um dia se tomado dentro de 24 horas após o início da erupção cutânea, mas não tem efeito nas taxas de complicações, e não é recomendado para indivíduos com função imunitária normal.

Nos adultos, a infecção tende a ser mais grave, e o tratamento com medicamentos antivirais (aciclovir ou valaciclovir) é aconselhado se estes puderem ser iniciados dentro de 24 a 48 horas após o início das erupções cutâneas. Os cuidados de apoio como o aumento da ingestão de água e o uso de antipiréticos e anti-histamínicos são uma parte importante da gestão. Os antivirais são tipicamente indicados em adultos, incluindo mulheres grávidas porque este grupo é mais propenso a complicações. O tratamento preferido é geralmente a terapia oral, mas para pacientes imunocomprometidos, os antivirais intravenosos são indicados.

A imunoglobulina varicella-zoster é utilizada para gerir doentes imunocomprometidos. Além disso, uma vacina viva atenuada está disponível desde 1995. Existe uma elevada seroconversão após a vacina, que é de longa duração. Os efeitos adversos da vacina são raros.

Em crianças saudáveis, o prognóstico é excelente. No entanto, em indivíduos imunocomprometidos, a infecção tem uma morbilidade elevada.

Diagnóstico diferencial: [12]

- Picadas de insectos

- Impetigo

- Varíola pequena

- Erupções de drogas

- Dermatite herpetiforme

Herpangina

Introdução:

A herpangina é uma infecção viral que se manifesta clinicamente como uma doença febris aguda com pequenas lesões ulcerosas ou vesiculares na orofaringe posterior. Embora se trate principalmente de uma doença pediátrica, foram também relatados múltiplos casos em recém-nascidos, adolescentes e jovens adultos. A doença é causada por 22 serotipos de enterovírus e está mais frequentemente associada ao serotipo do vírus Coxsackie B.[15] Pode ocorrer em associação com um exantema enteroviral e várias condições neurológicas, incluindo, mas não só, meningite asséptica, paralisia flácida aguda, e encefalite.

Etiologia:

O enantém febril da herpangina é causado por múltiplos enterovírus, mas os agentes etiológicos mais implicados incluem o vírus coxsackie B, o vírus coxsackie A16, os serotipos do vírus enterovírus 71. Outros agentes mencionados por várias fontes incluem o equovírus, adenovírus, parecovírus, e o vírus do herpes simplex. Os enterovírus são pequenos vírus RNA de cadeia única positiva, não envelopados. São capazes de sobreviver numa vasta gama de pH e reter a infecciosidade em temperaturas até 50 C. Os seres humanos são o único hospedeiro natural destes vírus. Foram notificados casos de herpangina em todo o mundo, e o surto fatal mais recente foi notificado no Japão em 2007. Em climas tropicais, estas doenças ocorrem geralmente durante as estações chuvosas. [15]

Fisiopatologia:

O género Enterovirus pertence à família Picornaviridae. A transmissão pode ainda resultar da ingestão de saliva infectada, gotículas respiratórias, ou contacto directo com fluido de vesículas.

O período de incubação varia de 3 a 5 dias. A descamação viral pode ocorrer mesmo em pacientes assintomáticos. A descamação viral respiratória pode persistir por até 3 semanas e nas fezes por até 8 semanas. Os doentes são mais contagiosos nas primeiras 1 a 2 semanas de infecção.[15,16]

De todos os enterovírus envolvidos na causa da herpangina, o enterovírus 71 está a emergir como uma importante preocupação de saúde pública causando doenças graves, encefalite, encefalomielite, e potencialmente morte em recém-nascidos e crianças pequenas.

Manifestação oral:

A herpangina está associada a um enantém doloroso que ocorre tipicamente no palato mole, amígdalas, e faringe posterior. Caracteriza-se normalmente por hiperemia da faringe com máculas eritematosas discretas que evoluem para vesículas e eventualmente ulceram de forma central. As lesões são geralmente menores do que 5 mm e podem ocasionalmente aparecer na parede bucal e na língua posterior. Persistem por até uma semana.[15] Outros achados de exame físico incluem faringite e linfadenopatia cervical.

Manifestação dermatológica:

A maioria dos pacientes pode desenvolver uma erupção cutânea no corpo com lesões que podem ser maculares, maculopapulares, vesiculares, papulovesiculares, papulopustulares, morbilliformes, ou petequiais. As taxas de ocorrência da erupção cutânea e as características específicas variam, dependendo do subtipo de vírus responsável.[15,16]

Os resultados do exame físico neurológico, tais como rigidez do pescoço ou paralisia, podem estar presentes se o paciente tiver desenvolvido complicações tais como meningite, paralisia flácida aguda, encefalite, ou encefalomielite. A desidratação é uma complicação comum da herpangina, e podem ser observados sinais tais como boca seca e diminuição da turgor cutâneo.

Diagnóstico:

O diagnóstico de herpangina é geralmente feito clinicamente. Em casos ligeiros, não é necessário fazer imagens ou testes laboratoriais. A contagem de glóbulos brancos está normalmente dentro dos limites normais, embora a linfocitose possa ser observada em algumas situações.

Os testes de confirmação são normalmente necessários apenas em doenças complicadas, para a recolha de dados epidemiológicos durante epidemias, ou para diferenciar a herpangina de doenças mais graves como o eczema herpeticum. O isolamento do enterovírus em cultura celular é o "padrão de ouro" para testes de confirmação, que muitas vezes pode demorar mais de uma semana a obter resultados. Isto torna-o um teste impraticável para a prática clínica Os testes de reacção de polimerase em cadeia (PCR) são rápidos e altamente sensíveis para enterovírus. As amostras podem ser obtidas a partir das fezes, úlceras mucocutâneas, líquido vesicular, ou líquido cefalorraquidiano. Os testes ELISA para enterovírus são geralmente menos sensíveis do que a PCR e só devem ser utilizados nos casos em que a PCR não está disponível. Os anticorpos séricos para o coxsackievírus também podem ser medidos após o desenvolvimento de sintomas clínicos. A história e o exame físico devem também concentrar-se na exclusão de outros exantemas febril graves e potencialmente perigosos para a vida, incluindo a doença de Kawasaki, Rocha

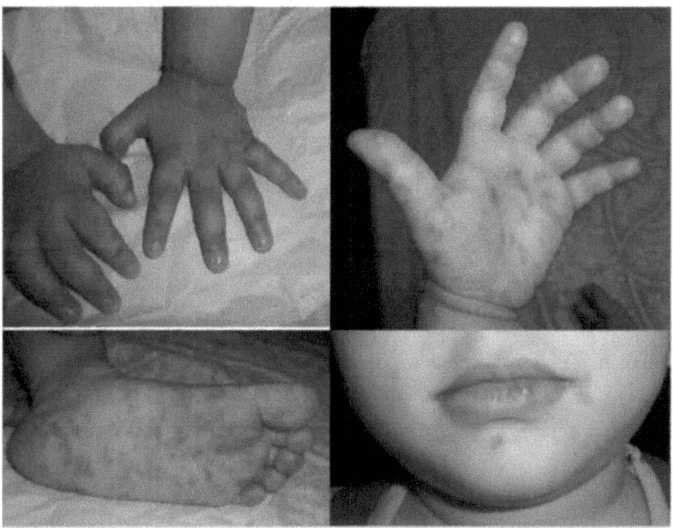

Figura: Lesões de herpangina envolvendo a sola, palmas das mãos e região Oro-facial.

Febre manchada da montanha, eczema herpético, e síndrome do choque tóxico que têm uma apresentação semelhante.[16]

Gestão:

A herpangina é uma doença autolimitada, e o tratamento é principalmente de apoio. A gestão pode ser descrita como tratamento geral, tratamento sintomático, e tratamento antiviral.

Geral

Os pacientes devem ser isolados em salas bem arejadas e limpas para evitar a infecção cruzada. A gestão geral inclui uma dieta saudável e uma hidratação adequada. Deve ser dada ênfase aos cuidados orais, e recomenda-se que os pacientes enxaguem a boca com soro fisiológico normal após as refeições. As crianças mais novas podem ter a boca limpa com soro fisiológico normal. Se a soro fisiológico normal não estiver disponível, pode ser considerada água com sal. A hidratação oral é muito importante, e para crianças com febre alta e dificuldade de alimentação, recomenda-se uma reidratação adequada com soluções electrolíticas.

Sintomático

A febre de grau elevado é o sintoma mais comum relatado para a herpangina. Para doentes cuja temperatura exceda 101,3 F (38,5 C), podem ser considerados antipiréticos como o ibuprofeno ou o acetaminofeno. A dosagem, o tempo e a duração dependem da idade e dos sintomas do doente e são administrados de acordo com a recomendação do médico assistente. Podem ser consideradas várias opções de resfriamento físico, incluindo compressas frescas da testa, manchas de resfriamento da febre, ou dormir com um pacote de gelo debaixo da cabeça. A hidratação adequada deve ser assegurada durante o tratamento com estes medicamentos. Crianças mais jovens com febre alta podem desenvolver convulsões febris durante a doença para as quais se recomenda midazolam (0,1-0,3 mg/kg/dose).

Não existem actualmente medicamentos antivirais específicos para o tratamento da herpangina. O spray de Interferon-alpha, no entanto, tem mostrado alguns efeitos promissores. A administração local do medicamento pode potencialmente ter alguns efeitos imunomoduladores e antivirais locais, uma vez que o interferon-alfa desempenha um papel fundamental na manutenção da imunidade anti-infecciosa para a mucosa.[16] Os medicamentos antivirais de largo espectro, tais como o aciclovir e o ganciclovir, não desempenham qualquer papel no tratamento da herpangina, uma vez que são medicamentos virais anti-DNA, e os agentes causadores da herpangina são os vírus RNA.

Os pacientes devem ser acompanhados de perto para o desenvolvimento de complicações, incluindo paralisia flácida, meningite/encefalite, e miocardite. Eles precisam de educar a família sobre a doença, a gestão doméstica, e a prevenção. [15]Uma abordagem interprofissional com uma comunicação eficaz entre os membros da equipa de saúde, incluindo internistas, pediatras, enfermeiros e farmacêuticos, é essencial para um tratamento eficaz dos doentes e melhores resultados.

Diagnóstico diferencial:

- Eczema herpeticum

- Síndrome do choque tóxico

- Sarampo

- Varicella

- Doença de Kawasaki

- Picadas de insectos

- Febre maculosa das Montanhas Rochosas

Mão, Febre Aftosa, Febre Aftosa

Introdução:

A doença das mãos, pés e boca (DMF) é uma grave carga de doença na região da Ásia-Pacífico, incluindo a China. A doença das mãos, pé e boca (DMF) é uma doença infecciosa causada por enterovírus. O vírus é transmitido principalmente por via fecal-oral, e pode causar febre baixa, erupções cutâneas maculopapulares ou papulovesiculares nas mãos e plantas dos pés, e úlceras orais dolorosas. A doença ocorre principalmente em crianças com menos de 10 anos de idade, especialmente em crianças dos 5-6 anos de idade. A DMF tornou-se generalizada em todo o mundo, a Ásia tem uma elevada taxa de incidência da DMF.[17, 18]

Etiologia:

O coxsackievirus é um membro da família *Picornaviridae* que inclui vírus de RNA de cadeia única não-envelopada. Desde 2013, o vírus Coxsackie A6 (CV-A6), o vírus

Coxsackie A10 (CV-A10) e outros enterovírus também têm causado uma elevada incidência de HFMD, embora o Enterovírus 71 (EV-A71) e o vírus Coxsackie A16 (CV-A16) continuem a ser os dois serótipos de vírus mais comuns.

Além disso, EV-A71 é o serotipo mais frequentemente identificado entre os casos graves e fatais, e tem causado vários surtos caracterizados por sintomas neurológicos graves. [18]

As doenças das mãos, pés e boca ocorrem com igual frequência em ambos os sexos, mas os dados epidemiológicos mais antigos parecem sugerir que a frequência da infecção é ligeiramente mais elevada nos homens. A maioria das pessoas infectadas com o coxsackievírus são crianças com menos de 10 anos de idade. Uma vez que o vírus é libertado nas fezes durante muitas semanas, alguns estudos indicam que os membros da família e os contactos próximos também correm o risco de desenvolver a doença das mãos, da febre aftosa e da boca.

Fisiopatologia:

A propagação do enterovírus humano é mediada pela ingestão oral do vírus do derrame a partir do tracto gastrointestinal ou respiratório superior dos hospedeiros infectados, ou através de fluido vesicular ou secreções orais.

Após ingestão, o vírus replica-se no tecido linfóide do intestino inferior e da faringe e espalha-se para os gânglios linfáticos regionais. Este pode propagar-se a múltiplos órgãos, incluindo o sistema nervoso central, coração, fígado e pele.

Manifestação oral:

 A doença mais comum das mãos, pés e boca que apresenta sintomas é geralmente a dor na boca ou garganta secundária ao enanthem.[19]

As Manifestações orais podem variar entre ulcerações superficiais envolvendo o palato mole e o chão da boca. A presença de vesículas rodeadas por uma fina auréola de eritema, eventualmente rompendo-se e formando úlceras superficiais com uma base cinzento-amarelada e borda eritematosa.

Manifestação dermatológica:

A manifestação dermatológica da DMF pode variar desde as clássicas pápulas eritematosas, vesículas, erosões (geralmente de forma oval e pequena) a manifestações atípicas incluindo distribuição generalizada, variceliformes e grupo de vesículas. Estas características clínicas podem ser usadas para diferenciar a DMF de outras infecções virais comuns, tais como varicela, eczema herpeticum e GCS.

O exanthem pode ser macular, papular ou vesicular. As lesões são não-pruríticas, e tipicamente não dolorosas. O exantema envolve o dorso da mão, pés, nádegas, pernas, e braço.

As doenças das mãos, pés e boca podem também apresentar características atípicas como a meningite asséptica concomitante. As infecções por enterovírus que causam doenças das mãos, pés e boca são notórias por envolverem o sistema nervoso central (SNC) e podem causar encefalite, síndrome de poliomielite e síndrome de Guillain-Barre.[18, 19]

Diagnóstico:

O diagnóstico da doença das mãos, pés e boca é geralmente feito clinicamente. O vírus pode ser detectado nas fezes durante cerca de 6 semanas após a infecção, no entanto, o desprendimento da orofaringe é geralmente inferior a 4 semanas.

A microscopia ligeira de biópsias ou raspagens de vesículas diferenciará a doença das mãos, pés e boca do vírus da varicela zoster e do vírus do herpes simplex. Estão disponíveis ensaios de reacção em cadeia da polimerase na maioria dos centros para confirmar o diagnóstico de coxsackievírus. A serologia não é sensível para fazer um diagnóstico de doença da mão, pé e boca, os níveis de IgG podem ser utilizados para monitorizar a recuperação.[20]

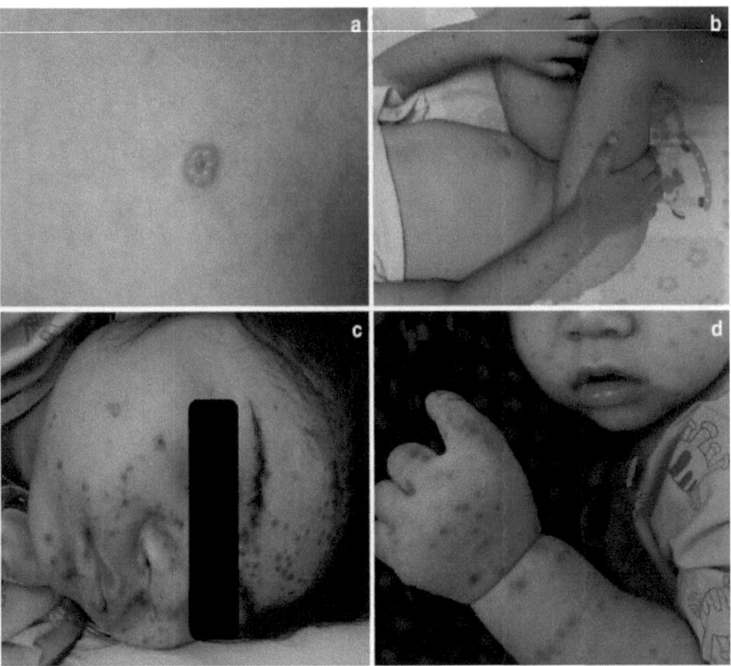

Figura: Várias manifestações cutâneas da mão, pé, febre aftosa

Tratamento

A doença da mão, pé e boca é uma síndrome clínica ligeira e irá resolver-se dentro de 7 a 10 dias. O tratamento é principalmente de apoio. A dor e a febre podem ser tratadas com AINEs e acetaminofeno. É importante assegurar que o paciente permanece bem hidratado. Adicionalmente, uma mistura de ibuprofeno líquido e difenidramina líquida pode ser utilizada para gargarejar com a qual ajuda a revestir as úlceras, amenizando a dor.[20] Uma vacina EV-A71, activada por formalina, concluiu um ensaio clínico em vários países asiáticos. No entanto, esta vacina não pode proteger contra outras causas emergentes principais de DEFM, tais como CV-A16, CV-A6 e CV-A10.

Ribavirina, quinacrina e amantadina foram todas utilizadas fora do rótulo para tratar casos graves de enterovírus 71 induzidos de doenças das mãos, pés e boca. Os agentes emergentes incluem chamarizes moleculares, inibidores de tradução, antagonistas dos receptores e inibidores de replicação. Um novo agente antiviral que demonstrou ser promissor no tratamento do enterovírus 71 é o pleconaril.[19,20]

O prognóstico para a maioria dos pacientes com doenças das mãos, pés e boca é excelente. A maioria dos pacientes recupera dentro de algumas semanas sem qualquer sequela residual. A doença aguda dura geralmente 10 a 14 dias, e a infecção raramente se repete ou persiste.

Diagnóstico diferencial[20]

- Eritema multiforme

- Herpangina

- Herpes simplex

- Herpes zoster

- Doença de Kawasaki

- Necrólise epidérmica tóxica (TEN)

VIH

Introdução:

A infecção pelo VIH poderia ser definida como a maior epidemia do nosso século, com dramáticas implicações humanas, sociais e económicas. É uma infecção crónica que se caracteriza primeiro por uma fase assintomática que pode permanecer inalterada durante anos e, subsequentemente, pelo aparecimento dos primeiros sintomas devido à imunossupressão. A primeira indicação de uma nova epidemia humana surgiu em 1981 com a publicação de relatos da rara infecção oportunista Pneumocystis carinii pneumonia e uma forma agressiva de sarcoma de Kaposi que afecta clusters de jovens homossexuais na Califórnia e Nova Iorque. Em Setembro de 1982, o CDC introduziu formalmente o termo síndrome de imunodeficiência adquirida (SIDA) ao descrever os 593 casos notificados ao CDC até 15 de Setembro de 1982.[21] Em Maio de 1986, o nome unificador do vírus da imunodeficiência humana (HIV) foi adoptado pelo Comité Internacional de Taxonomia dos Vírus.

VIH: vírus da imunodeficiência humana O VIH é um membro da família dos lentivírus, um subgrupo de retrovírus, vírus RNA que se replicam através de uma transcriptase inversa intermediária de ADN.

SIDA: síndrome de imunodeficiência adquirida A SIDA é definida por uma perda de linfócitos CD4 T ou pela ocorrência de infecções oportunistas ou cancros.

As Nações Unidas e a Organização Mundial de Saúde publicam relatórios anuais sobre a epidemiologia global da doença do VIH. Esta informação pode ser consultada em <http://www.unaids.org/en/HIV_data/ e http://www.who.int/ healthinfo/statistics/eN.

Etiologia:
Existem dois tipos reconhecidos de VIH: VIH-1 e VIH-2. Ambos têm os mesmos modos de transmissão, e ambos podem causar imunossupressão e SIDA. No entanto, em comparação com o VIH-1, o VIH-2 raramente ocorre fora de África e tende a seguir um curso clínico mais indolente. O VIH-1 é ainda classificado em três grupos: M, N, e O. Vinte e sete formas do grupo M do VIH-1 são reconhecidas, e as formas M são colectivamente responsáveis por 95% das infecções humanas.

Classificação[22]

Primary HIV infection

Asymptomatic
- Acute retroviral syndrome

Clinical stage 1

Asymptomatic
- Persistent generalized lymphadenopathy

Clinical stage 2
- Moderate unexplained weight loss
- Recurrent respiratory infections
- Herpes Zoster
- Angular cheilitis
- Recurrent oral ulceration
- Papular pruritic eruptions
- Seborrhoeic dermatitis
- Fungal nail infections

Clinical stage 3
- Unexplained severe weight loss
- Unexplained chronic diarrhoea for > 1 month
- Unexplained persistent fever for > 1 month
- Persistent oral candidiasis
- Oral hairy leukoplakia
- Pulmonary Tuberculosis
- Severe presumed bacterial infections
- Acute necrotizing ulcerative stomatitis, gingivitis or peridontitis
- Unexplained anaemia
- Neutropenia
- Chronic Thrombocytopenia

Clinical stage 4
- HIV Wasting syndrome
- Pneumocystis pneumonia
- Recurrent severe bacterial pneumonia
- Chronic herpes simplex infection
- Oesophageal candidiasis
- Extra-pulmonary Tuberculosis
- Kaposi Sarcoma
- Cytomegalovirus
- Central Nervous system toxoplasmosis
- HIV Encephalopathy
- Extra-pulmonary Cryptococcus
- Disseminated non-tuberculosis mycobacterial infection
- Progressive multifocal leukoencephalopathy
- Candida of trachea, bronchi or lungs
- Chronic cryptosporidiosis
- Chronic isosporiasis
- Disseminated mycosis
- Recurrent nontyphoidal *Salmonella* bacteraemia
- Lymphoma
- Invasive cervical cancer
- Atypical disseminated leishmaniasis
- Symptomatic HIV-associated nephropathy
- Symptomatic HIV-associated cardiomyopathy
- Reactivation of American trypanosomiasis

Source: World Health Organization. WHO case definitions of HIV for surveillance and revised clinical staging and immunological classification of HIV-related disease in adults and children; 2007. Available at http://www.who.int/hiv/pub/guidelines/HIVstaging150307.pdf.

Os principais modos de transmissão do VIH são

(1) sexo penetrativo desprotegido entre homens

(2) relações heterossexuais desprotegidas

(3) uso de drogas injectáveis

(4) injecções não higiénicas e transfusões de sangue

(5) propagação de mãe para filho durante a gravidez, parto, ou amamentação.

Manifestação oral:

Há pelo menos 24 lesões orais diferentes relatadas na literatura sobre o VIH, mas apenas dez delas são encontradas de forma consistente. Em prevalência descendente, estas são (a) candidíase oral (OC), (b) leucoplasia pilosa oral (OHL), (c) infecção pelo vírus do herpes simples (HSV), (d) sarcoma de Kaposi (KS), (e) ulceração não específica, (f) úlcera afta, (g) doença periodontal, (h) doença da glândula salivar (SGD), (i) hiperpigmentação melanótica oral e (j) verrugas orais (OW).[22]

TABLE 1 A comparison of the prevalence of the Oral manifestations of HIV in different continents

Type of oral condition	America (%)	Europe (%)	Africa (%)	Asia (%)
OC	30	29	52	39
OHL	17	16	11	12
Periodontitis and gingivitis	4.4	9.3	8	14
Necrotising ulcerative lesions	2	3	4	2.7
Herpes simplex	3	3	4	10
Aphthous ulcer	5	10	7	9
Non-specific ulceration	4	5	6	7
KS	2	3	14	4
SGD	5	10	8	15
Warts	2	5	4	0
Oral Melanotic hyperpigmentation	8	4	9	21

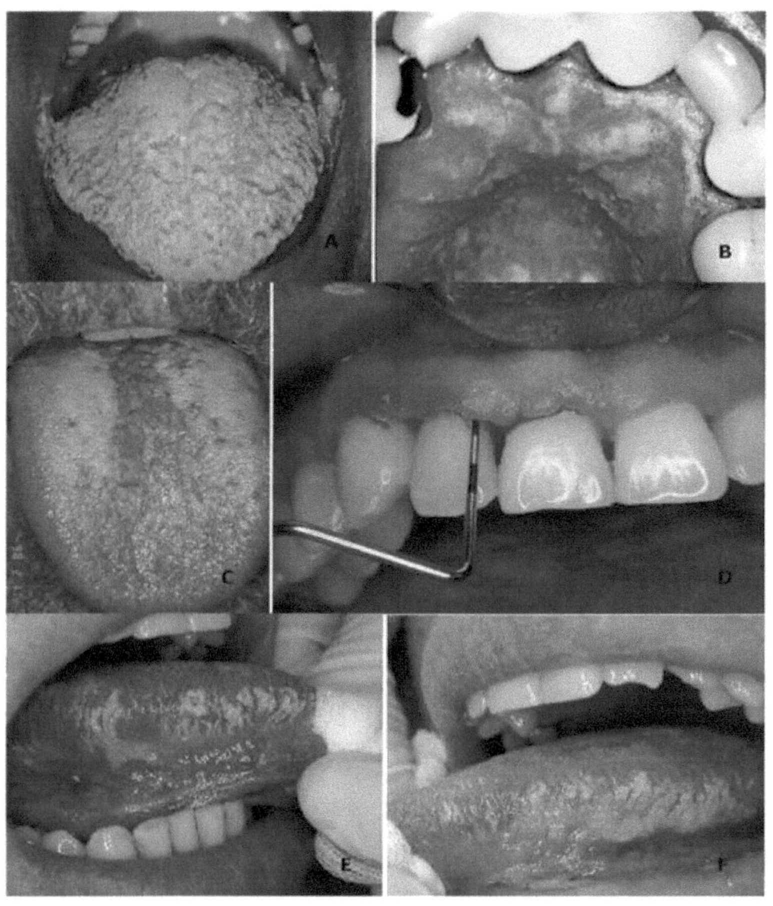

A) Pseudomembranosa candidíase (PMC) da língua e quilite bilateral do ângulo. B) PMC do palato no mesmo paciente que antes (candidíase multifocal). C) Candidíase eritematosa (CE). D) Gengivite necrotizante. E) Leucoplasia pilosa oral (margem lateral direita da língua). F) Leucoplasia peluda oral no mesmo paciente (margem lateral esquerda).

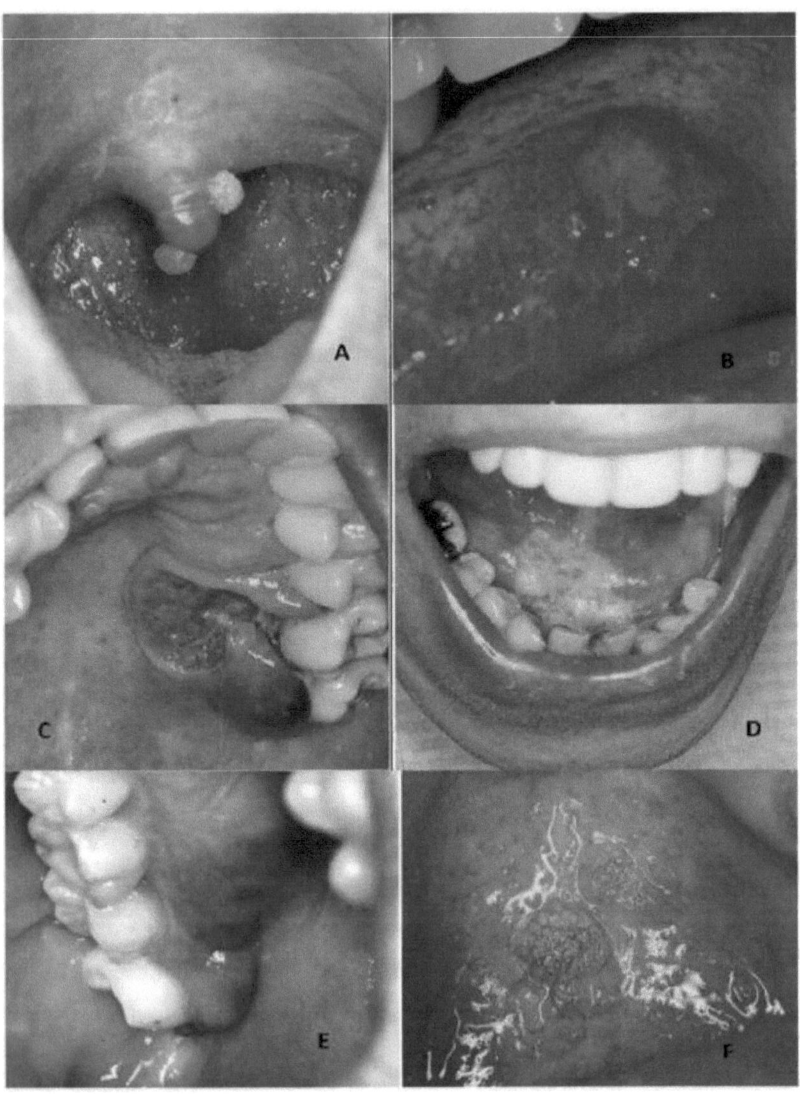

A) Lesão do papilomavírus humano (HPV). B) Lesão da margem lateral da língua devido a estomatite afta recorrente. C) Linfoma plasmablástico do palato. D) Lesão secundária da tuberculose oral num doente não diagnosticado seropositivo. E) Sarcoma da gengiva de Kaposi. F) Lesão do condiloma oral do paladar.

Manifestações dermatológicas:

Infecções virais:

Vírus do herpes

Infecções pelo vírus Herpes simplex O vírus Herpes simplex (HSV) é muito comum no contexto do VIH.1 O herpes labial causado pelo HSV tipo 1 ocorre à volta do nariz e dos lábios. No cenário do VIH tende a ser mais agressivo e as lesões duram mais tempo (Figura 1). O herpes genitalis causado pelo HSV tipo 2 é a doença de úlcera genital mais frequente em doentes com VIH.2 O herpes genitalis apresenta-se como vesículas, erosões, e úlceras na área anogenital.

Herpes zoster (Shingles)

O herpes zoster é comum no VIH e tende a ser multidermatomal (Figura 2). No VIH, pode causar doenças cutâneas disseminadas e os doentes com VIH tendem a ter episódios recorrentes.3 Apresenta-se como vesículas dolorosas após um dermatoma. O tratamento visa a cura rápida das lesões cutâneas, limitando a progressão da doença, a redução da dor e a prevenção de complicações como a neuralgia pós-terpética.

Molusca contagiosa

É causado por um poxvírus e é comum em doentes com VIH. As lesões típicas são da cor da pele, pápulas ou nódulos em forma de cúpula, muitas vezes com uma umbilicação central. As lesões podem ser bastante extensas em doentes imunocomprometidos. No VIH, as lesões podem ser atípicas e assemelhar-se a outras condições tais como a angiomatose bacilar.

Verrugas virais

Estas são causadas pelo vírus do papiloma humano (HPV). Tanto verruca vulgaris, verruca plana, como verrugas genitais (condiloma accuminata) são comuns em doentes com VIH. A verruga vulgaris apresenta-se como lesões verrucosas, fungantes, tipo couve-flor, enquanto que a verruga plana são planas.

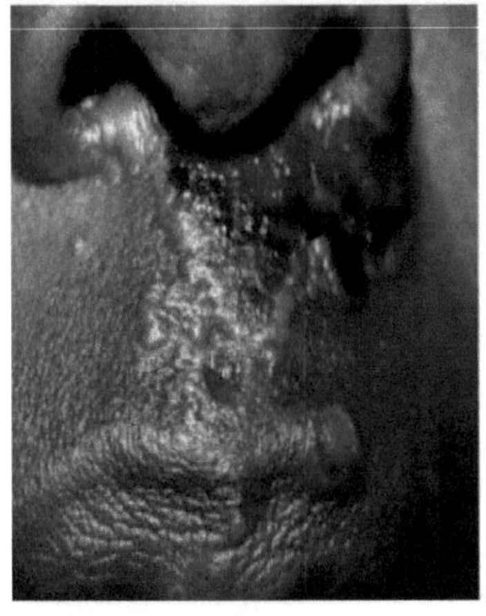

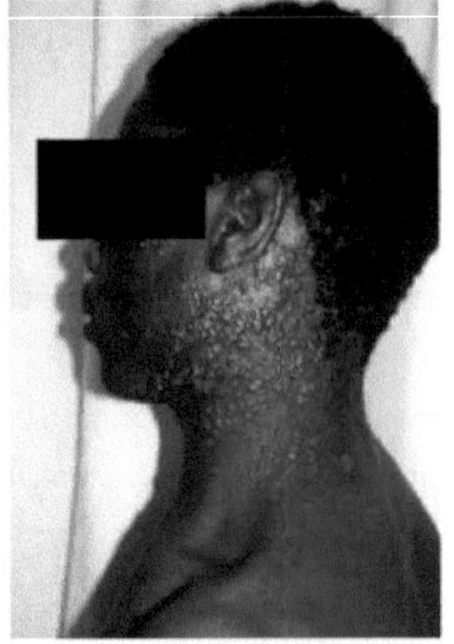

. Herpes labialis in an HIV- infected patient

Figure 2. Multidermatomal herpes zoster

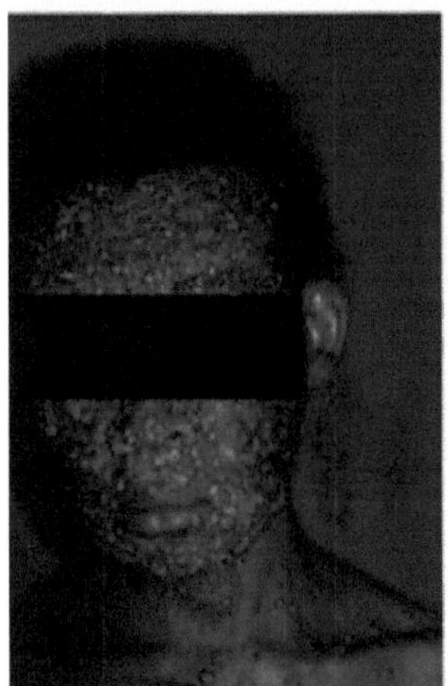

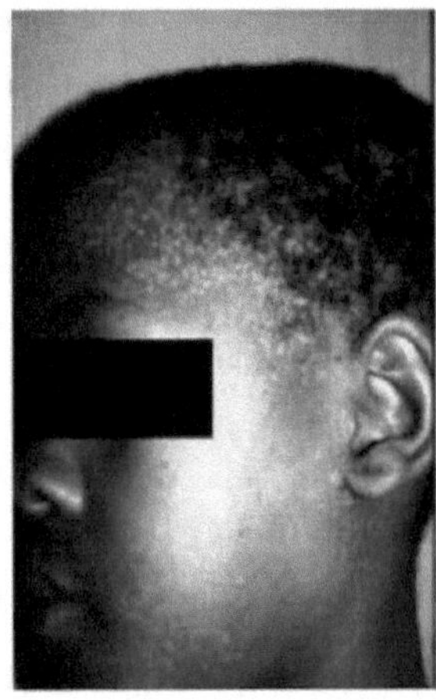

. Extensive molluscum contagiosum in an HIV -infected patient   Extensive verruca plana

Infecções Bacterianas

Infecções por Staphylococcus aureus

O Staphylococcus aureus é o patogénio bacteriano mais comum no VIH, causando foliculite, impetigo, ectima e abcessos cutâneos.

Angiomatose baciloscópica

Esta é uma doença proliferativa vascular comum no VIH.4 É causada por bacilos Gram-negativos Bartonella Quintana. As lesões vasculares proliferativas geralmente envolvem a pele, mas podem estar presentes em muitos outros tecidos, incluindo gânglios linfáticos, osso, cérebro, tracto respiratório, tracto gastrointestinal, válvulas cardíacas e medula óssea.4 Tem sido sugerido que as lesões cutâneas de angiomatose bacilar podem ser um marcador de infecção sistémica, especialmente em doentes seropositivos.

Infecções micobacterianas

A tuberculose cutânea está dividida em três categorias, como se segue:
- Inoculação da tuberculose, uma infecção primária da pele que é introduzida por uma fonte exógena, por exemplo, lúpus vulgaris e cancro tuberculoso.
- Tuberculose secundária, quer por propagação contígua ou hematogénica a partir de um foco primário que leva ao envolvimento da pele, por exemplo, scrofuloderma
- Tuberculídios que são reacções de hipersensibilidade aos componentes do M. tuberculosis, por exemplo, tuberculídios papulonecróticos, eritema induratum de Bazin e líquen escrofulosorum.

Lupus vulgaris é a forma mais comum de tuberculose cutânea e o tuberculóide papulonecrótico é o tuberculóide mais comum.

Infecções Fúngicas

Tanto as dermatófitas como as infecções fúngicas profundas são comuns no VIH. As infecções dermatófitas são causadas por fungos que invadem a camada morta superficial da pele, bem como tecidos queratinizados como o cabelo e as unhas. Incluem tinea corporis, tinea pedis, tinea cruris e onicomicose. As infecções fúngicas profundas que são comuns no VIH são a criptococose e a histoplasmose. Cryptococcus neoformans tem uma predilecção pela pele e pelo sistema nervoso central. As lesões cutâneas na criptococose cutânea podem ser pápulas, nódulos, nódulos subcutâneos, lesões tipo Kaposi sarcoma e lesões tipo molusco contagioso. A meningite criptocócica ocorre em 75% dos doentes infectados com VIH com criptococose, infelizmente os sintomas e sinais podem ser muito subtis, o que dificulta o diagnóstico precoce.

A histoplasmose também é comum no VIH. O agente etiológico da histoplasmose associada à SIDA é a Histoplasma capsulatum var capsulatum. A apresentação clínica inclui febre, perda de peso, hepatoesplenomegalia, lesões cutâneas e envolvimento pulmonar. O envolvimento cutâneo ocorre em 11% dos doentes devido à disseminação hematogénica a partir do foco pulmonar. As lesões cutâneas são inespecíficas e podem ser pápulas, pústulas, placas, nódulos, abcessos e úlceras.

Infecções Parasitárias

A infecção parasitária mais comum no VIH é a sarna norueguesa (sarna crostosa) causada pela sarna Sarcoptes scabiei. Isto é altamente contagioso.12 Os doentes afectados apresentam placas de escamas generalizadas, hiperqueratósicas e escamosas que caem facilmente. Ao contrário da sarna comum, o prurido na sarna norueguesa é normalmente ligeiro ou ausente.12 A sarna norueguesa é um diagnóstico clínico. A biopsia pode confirmar o diagnóstico em caso de dúvida. A sarna norueguesa tem de ser tratada prontamente para evitar a disseminação desta doença altamente contagiosa. O vestuário e a roupa de cama do paciente devem ser embebidos e lavados com água quente. Os doentes devem tomar banho com sabonetes anti-escabicida como o sabonete Tetmosol.

Dermatoses Inflamatórias

 Dermatite seborreica

Trata-se de uma dermatose inflamatória crónica comum. A incidência de dermatite seborreica na população geral é de 2,35% a 11,3%.13 Em doentes com HIV, a incidência aumenta para 30% a 80% dependendo da população estudada.14,15 Em muitos estudos, a dermatite seborreica é o achado cutâneo mais frequente em doentes infectados com HIV. Clinicamente, a dermatite seborreica em doentes com VIH é geralmente atípica e mais grave.

Xerose (pele seca)

É também um achado comum em doentes seropositivos. Em alguns estudos é a manifestação cutânea mais comum no VIH e é uma das principais causas de prurido em doentes com VIH.

Dermatite fotossensível

A fotossensibilidade ocorre em aproximadamente 5,4% dos doentes seropositivos, especialmente em pele pigmentada. O próprio vírus torna o corpo fotossensível. As lesões são distribuídas em áreas expostas ao sol com uma demarcação acentuada em áreas cobertas.

Doenças Neoplásicas

Sarcoma de Kaposi associado ao VIH

Na África do Sul, a infecção pelo vírus da imunodeficiência humana é generalizada e o sarcoma de Kaposi associado ao VIH é comum. É a doença neoplásica mais comum em doentes com VIH. As lesões precoces são máculas eritematosas, que se desenvolvem em placas e nódulos. Com o tempo, a linfadenopatia maciça desenvolve-se nos membros e resulta em incapacitação. Linfomas cutâneos de células B e T são também doenças neoplásicas comuns no contexto do VIH.[23]

Investigações laboratoriais :

Teste de rastreio : ELISA TEST

Confirmações para o VIH: Teste Western blot

1. Teste específico :
    a. Detecção de antigénios : p24
    b. Isolamento de vírus
    c. Detecção de ácido nucliec viral
    d. Anticorpos para antigénios virais como p24, gp 120
2. Teste não específico:
    a. Contagem total e diferencial de leucócitos
    b. Teste de pele para CMI
    c. Contagem de plaquetas
    d. Níveis IgA/IgGG

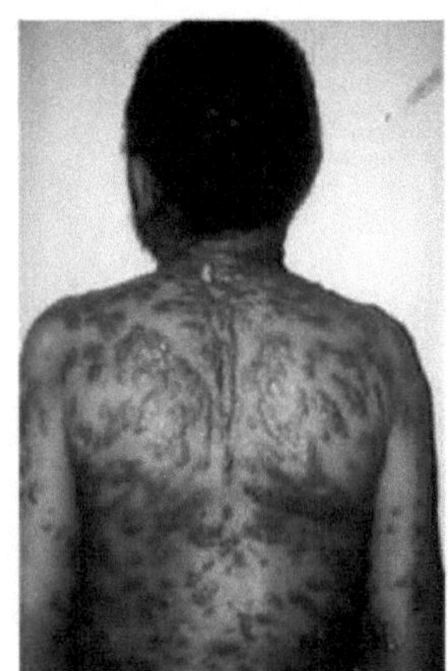

Multiple plaques of Kaposi sarcoma in HIV

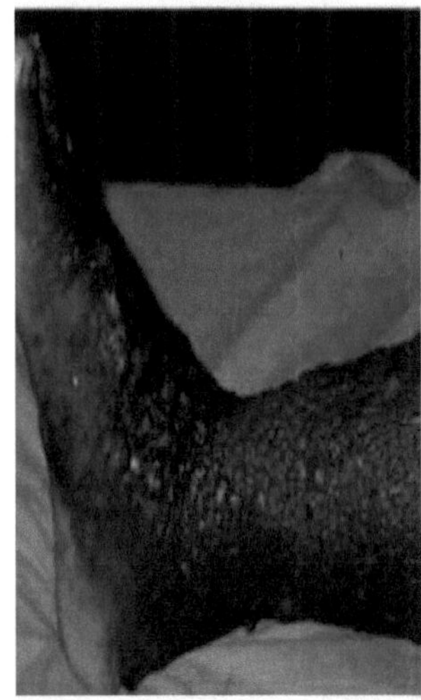

Extensive Kaposi sarcoma with lymphoedeoma and multiple

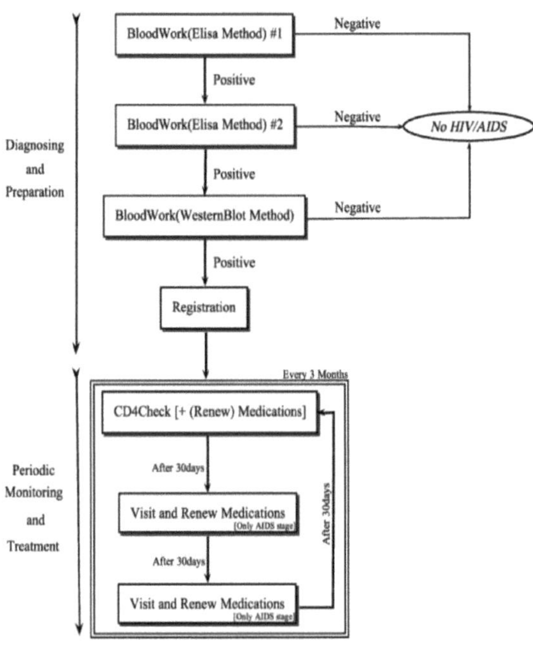

<u>Gestão:</u>

Embora a base da terapia do VIH se baseie na tentativa de retardar a replicação viral com anti-retrovirais

medicamentos, uma parte importante do tratamento para doentes com a doença VIH é também a prevenção e o tratamento de infecções oportunistas. Os indivíduos infectados pelo VIH tomam, portanto, muitos medicamentos diferentes, alguns com impacto na saúde oral e na prestação de cuidados dentários.

O primeiro medicamento anti-retroviral foi introduzido em 1997. Este medicamento, AZT, ou zidovudina (ZDV), pertence a um grupo de medicamentos chamados inibidores da transcriptase reversa de nucleosídeos (NRTIs). Estes medicamentos inibem competitivamente a transcriptase reversa de converter o RNA viral em ADN viral. Outros análogos de nucleósidos são abacavir (ABC), didanosina (ddI), lamivudina (3TC), estavudina (d4T), e zalcitabina (ddC).

Um grupo semelhante de medicamentos que também inibe a transcriptase reversa é o inibidor da transcriptase reversa não-nucleosídica (NNRTIs). Os NNRTIs incluem efavirenz (EFV), delavirdine (DLV), e nevirapine (NVP). Em meados da década de 1990, foi introduzida uma nova classe de medicamentos anti-retrovirais - inibidores da protease. Estes poderosos medicamentos evitam a decomposição das proteínas virais em blocos de construção apropriados para a replicação viral. Nestes medicamentos estão incluídos amprenavir (APV), indinavir (IDV), nelfinavir (NFV), ritonavir (RTV), e saquinavir (SQV). Devido ao elevado nível de toxicidade e ao rápido desenvolvimento de resistência aos medicamentos, os medicamentos anti-retrovirais são administrados como terapia dupla ou tripla.[21-23]

Esta terapia combinada é referida como terapia anti-retroviral altamente activa, ou HAART. A terapia anti-retroviral é geralmente instituída quando a contagem de células CD4 de um paciente cai abaixo de um valor crítico e/ou quando a carga viral de um paciente excede um nível crítico.

As infecções oportunistas orais e sistémicas dos pacientes são geridas pela gestão e tratamento sintomático da infecção e com o objectivo de prevenir infecções oportunistas.

Antivíricos no tratamento do VIH: [24]

Drug Name*	Type of Drug	Adverse Effects of Significance for Dentists
(+)-calanolide A*	NNRTI	Dysgeusia
3TC or lamivudine, Epivir; also in Combivir and Trizivir	NRTI	Peripheral neuropathy
Abacavir (ABC), Ziagen; also in Trizivir	NRTI	Associated with liver damage
ABC, see abacavir		
AG1661* or HIV-1 Immunogen* or Salk vaccine*, Remune*	IBT	Not known
Agenerase, see amprenavir		
Aldesleukin or interleukin-2 (IL-2), Proleukin	IBT	Not known
Amprenavir (APV), Agenerase	PI	Associated with hyperglycemia, dygeusia, and paraoral tingling sensations Do not use with the following medications: midazolam, triazolam, ergotamine, tricyclic antidepressants, vitamin E Avoid use with the following medications: erythromycin, benzodiazepine, or itraconazole
APV, see amprenavir		
AZT or zidovudine, Retrovir; also in Combivir and Trizivir	NRTI	Associated with seizures, rapid, uncontrollable eye movements, decreased coordination, liver damage, and peripheral neuropathy
BCH-10652* or dOTC*	NRTI	None
Bis(POC) PMPA*, see tenofovir disoproxil fumarate*		
BMS-232632*	PI	Not known
Capravirine* (CPV)	NNRTI	Dysgeusia
Coactinon*, see emivirine*		
Combivir combination of zidovudine + lamivudine	NRTI	Associated with liver damage and peripheral neuropathy
Coviracil*, see emtricitabine* and FTC*		
CPV*, see capravirine*		
Crixivan, see indinavir		
d4T or stavudine, Zerit	NRTI	Peripheral neuropathy
DAPD*	NRTI	Not known
ddC or zalcitabine, Hivid	NRTI	Associated with oral ulcerations, liver damage, and peripheral neuropathy
ddI or didanosine, Videx or Videx EC (delayed-release capsules)	NRTI	Associated with xerostomia, liver damage, and peripheral neuropathy Do not take the following medications within 2 hours of ddI: tetracycline, doxycycline, minocycline, and ciprofloxacin Take the following medications at least 2 hours before ddI: ketoconazole and itraconazole
Delaviridine (DLV), Drescriptor	NNRTI	Do not use with orange and cranberry juice Do not use with the following medications: clarithromycin, dapsone, ergotamine, alprazolam, midazolam, triazolam, carbamazepine, phenobarbital, and cimetidine
Didanosine, see ddI		
DLV, see delaviridine		
DMP-450*	PI	Not known
DOTC* or BCH-10652*	NRTI	Not known
Drescriptor, see delavirdine		
Droxia, see hydroxyurea		

Lopinavir + ritonavir, Kaletra	PI	Associated with hyperglycemia Do not use with the following medications: midazolam or triazolam Avoid use with metronidazole
Nelfinavir (NFV), Viracept	PI	Do not use with the following medications: midazolam, triazolam, or ergotamine
Nevirapine (NVP), Viramune	NNRTI	Associated with liver damage
NFV, see nelfinavir		
Norvir, see ritonavir		
NVP, see nevirapine		
PNU-140690* or tipranavir*	PI	Not known
Proleukin, see aldesleukin or interleukin-2		
Remune,* see HIV-1 Immunogen* or Salk vaccine* or AG1661*		
Retrovir, see zidovudine		
Ritonavir (RTV), Norvir; also in Kaletra	PI	Do not use with the following medications: ergotamine, diazepam, midazolam, triazolam, meperidine, piroxicam, or propoxyphene Avoid use with the following medications: phenobarbital, dexamethasone, or metronidazole
RTV, see ritonavir		
Salk vaccine* or HIV-1 Immunogen* or AG1661*, Remune*	IBT	Not known
Saquinavir (SQV) (HGC) (hard gel cap), Invirase	PI	Associated with liver damage, peripheral neuropathy, and oral ulcerations Do not use with the following medications: midazolam, triazolam, or ergotamine Avoid use with the following medications: clarithromycin, phenobarbital, carbamazepine, dexamethasone, ketoconazole, itraconazole, or clindamycin
T-20*	EI	Not known
TDF*, see tenofovir disoproxil fumarate*		
Tenofovir disoproxil fumarate* (TDF)	NtRTI	Not known
Tipranavir* or PNU-140690*	PI	Not known
Trizivir, see abacavir + zidovudine + lamivudine		
Videx, see didanosine or ddI		
Videx EC, see didanosine or ddI		
Viracept, see nelfinavir		
Viramune, see nevirapine		
SVX-175* or GW-433908*	PI	Associated with hyperglycemia, dygeusia, and paraoral tingling sensations Do not use with the following medications: midazolam, triazolam, ergotamine, tricyclic antidepressants, or vitamin E Avoid use with the following medications: erythromycin, benzodiazepine, or itraconazole
Zalcitabine or ddC, Hivid	NRTI	Associated with oral ulcerations, liver damage, and peripheral neuropathy
ZDV, see zidovudine		
Zerit, see stavudine or d4T		
Ziagen, see abacavir		
Zidovudine (ZDV) or AZT, Retrovir; also in Combivir and Trizivir	NRTI	Associated with seizures, rapid uncontrollable eye movements, decreased coordination, liver damage, and peripheral neuropathy

CI = cellular inhibitor; EI = entry inhibitor (also fusion inhibitor); IBT = immune-based therapy; NNRTI = non-nucleoside reverse transcriptase inhibitor; NRTI = reverse transcriptase inhibitor; NtRTI = nucleotide reverse transcriptase inhibitor; PI = protease inhibitor.

Hanseníase

Introdução:

A lepra é uma doença infecciosa crónica causada por Mycobacterium leprae. É altamente contagiosa, mas a sua morbilidade é baixa porque uma grande parte da população é naturalmente resistente a esta doença. A lepra afecta principalmente a pele e os nervos periféricos. O seu diagnóstico é estabelecido com base no exame cutâneo e neurológico do paciente. O diagnóstico precoce é muito importante. A implementação atempada e adequada do tratamento irá prevenir sequelas e incapacidades físicas que têm um impacto na vida social e laboral do indivíduo, que são também responsáveis pelo estigma e preconceito em relação a esta doença.[25,26]

A principal estratégia utilizada para evitar a propagação da lepra no passado foi o isolamento obrigatório dos pacientes nas colónias de leprosos, que foram estabelecidas no Brasil em 1923. Com a introdução de sulfona nos anos 40 e a sua utilização no tratamento da lepra devido à sua eficácia, o isolamento já não era obrigatório; contudo, só foi oficialmente abolido em 1962.

Etiologia:

O agente etiológico, M. leprae, foi identificado pelo médico norueguês Gerhard Armauer Hansen em 1873. Por conseguinte, é também chamado de bacilo de Hansen. Mycobacterium. M. leprae é uma haste reta ou ligeiramente curva, com extremidades arredondadas, medindo 1,5-8 microns de comprimento por 0,2-0,5 microns de diâmetro.[25] Em esfregaços, é corada a vermelho com fuchsin utilizando a coloração Ziehl-Neelsen (ZN), e devido ao seu elevado teor de lípidos, não descolora quando lavada com álcool e ácido, mostrando assim as características dos bacilos resistentes ao álcool-ácido (AARB).

Fisiopatologia:

M. leprae infecta principalmente macrófagos e células de Schwann. Nunca foi cultivada em meios artificiais. A temperatura necessária para a sobrevivência e proliferação situa-se entre 27 °C e 30 °C. Isto explica a sua maior incidência em áreas superficiais, tais como pele, nervos periféricos, testículos e vias respiratórias superiores, e envolvimento visceral inferior. M. leprae permanece viável durante 9 dias no ambiente.

Acredita-se que a transmissão da lepra ocorre por contacto próximo e prolongado entre um indivíduo susceptível e um doente infectado por bacilos através da inalação dos bacilos contidos na secreção nasal ou nas gotículas de Flügge. [26]A principal via de transmissão é a mucosa nasal. Menos comumente, a transmissão pode ocorrer por erosões cutâneas. Outras vias de transmissão, tais como sangue, transmissão vertical, leite materno, e picadas de insectos, são também possíveis.

Características clínicas:

Boa imunidade: tuberculoide ou paucibacilia lepra (TT)

Quando a imunidade do hospedeiro é boa, a lepra apresenta-se na sua forma tuberculosa, caracterizada por pápulas e placas solitárias. Estas podem coalescer em placas eritematosas claramente demarcadas com margens elevadas e um aspecto anular. No centro, as lesões são frequentemente atróficas e hipopigmentadas. Apresentando uma distribuição assimétrica, as lesões de lepra tuberculoides ocorrem predominantemente nas extremidades. Fazem lembrar os tinea corporis, o que é um diagnóstico errado frequente nesta forma de lepra. É possível uma resolução espontânea. Dado que as lesões cutâneas são paucibacilares, a lepra tuberculosa é dificilmente contagiosa. Mesmo nesta fase, um exame neurológico rápido dos sítios cutâneos afectados pode revelar uma diminuição da sensibilidade térmica, do tacto e da dor, bem como uma anidrose, geralmente no centro da lesão. Estes défices neurológicos são assimétricos.

Baixa imunidade: lepra lepromatosa ou multibacilar (LL)

A lepra lepromatosa ocorre em indivíduos infectados com imunidade a células T prejudicada, resultando em anergia. Clinicamente, esta forma multibacilar é caracterizada por múltiplos infiltrados nodulares castanhos-avermelhados (lepromas) na pele e membranas mucosas. Os locais de predilecção para estes infiltrados difusos são a face e os aurículos, especialmente os lóbulos da orelha As lesões ocorrem simetricamente. A distribuição simétrica Centro facial das lesões tipo almofada é referida como "fácies leoninas"; a perda das pestanas e sobrancelhas é também típica da lepra lepromatosa. O envolvimento da mucosa nasal leva à destruição do septo e à deformação do esqueleto nasal (nariz de sela). Subsequentemente, este processo inflamatório destrutivo pode incluir toda a nasofaringe, clinicamente caracterizada por ulcerações da mucosa do palato e da laringe. Uma complicação que é particularmente temida em relação às formas multibacilares da lepra é o envolvimento ocular, que leva à perda permanente da visão, incluindo a cegueira completa em até 10 % dos doentes. Patofisiologicamente, a causa da cegueira é multifactorial. A propagação linfática e hematogénica do M. leprae pode levar ao envolvimento dos rins (glomerulonefrite com síndrome nefrótica e subsequente amiloidose), do fígado (hepatite e fibrose periportal), e a orquite aguda. O envolvimento ósseo apresenta-se com lepromas multibacilares da medula óssea; o envolvimento articular resulta em efusões articulares.

Forma de tuberculoide de fronteira (BT)

Forma tuberculoide limite (BT) Em comparação com a lepra tuberculoide, as lesões cutâneas são mais numerosas e mais extensas. Os infiltrados eritematosos com bordos proeminentes são demarcados e dispostos de forma assimétrica; por vezes, as lesões satélite oc-cur. Há um envolvimento sensorial e nervoso motor. Histologicamente, esta forma também é caracterizada por infiltrados granulomatosos, que se podem estender até à ubcutis. Em comparação com a forma tuberculoide, o envolvimento nervoso parece ser menos pronunciado. Apenas muito poucas micobactérias podem ser detectadas (forma paucibacilar).

Formulário de fronteira (BB)

 Nesta forma, verifica-se um aumento global do número de lesões. São distribuídas quase simetricamente e podem apresentar características clínicas tanto de tuberculoides como de lepra lepromatosa, o crescimento do cabelo e a sudorese são dificilmente afectados. Dependendo da lesão, poucas ou numerosas bactérias podem ser detectadas. O quadro histológico é cada vez menos caracterizado por granulomas. Os nervos periféricos apresentam défices motores e sensoriais.

Forma lepromatosa de fronteira (BL)

Pápulas, nódulos e placas infiltradas múltiplas, mal pigmentadas e hipopigmentadas são a marca desta forma. As lesões são largamente distribuídas simetricamente; a pele inalterada ainda pode ser reconhecida como tal. O crescimento e suor do cabelo são dificilmente afectados. Há um extenso envolvimento do nervo periférico. A histologia é marcada pela ausência de granulomas com epitélioides e células gigantes. Perineuralmente, existem infiltrados histiocíticos. É possível encontrar um vasto número de micobactérias dispostas em aglomerados.

	Mild – defect of cell-mediated immunity – severe				
Ridley and Joplin	Tuberculoid leprosy (TT)	Borderline tuberculoid (BT)	Borderline borderline (BB)	Borderline lepromatous (BL)	Lepromatous leprosy (LL)
WHO	Paucibacillary leprosy (PB)		Multibacillary leprosy (MB)		

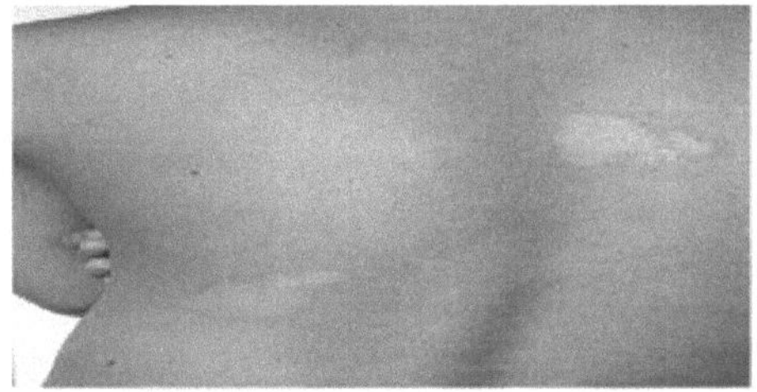

Lepra tuberculosa de fronteira (BT).

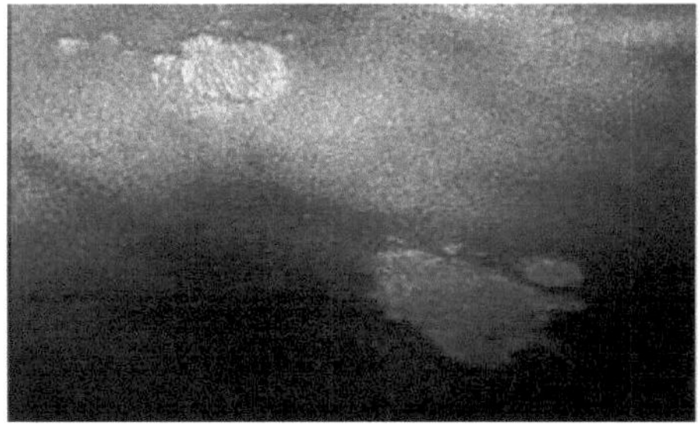

Lepra no limite da fronteira (BB)

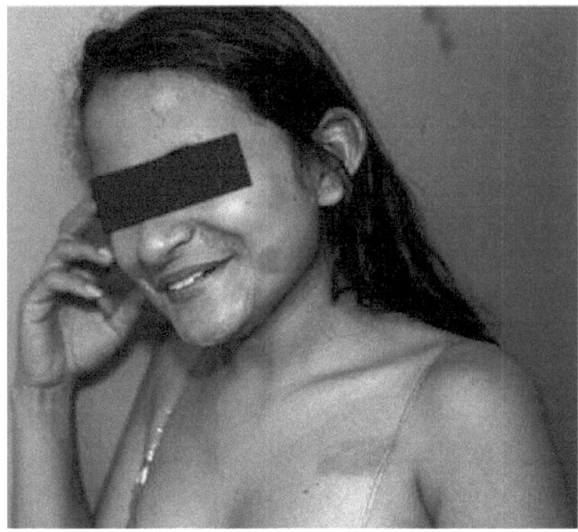

Lepra lepromatosa no limite da fronteira (BB)

Lepra lepromatosa (BL) no limite da fronteira. A aurícula também é afectada. O doente foi inicialmente encaminhado com o diagnóstico de urticária. A doença pode estar associada a febre alta. As reacções lepróticas ocorrem geralmente dentro de doze meses após o início do tratamento.[25,26,27]

<u>Manifestações orais:</u>

1.Paladar: Embora a maioria dos autores tenha encontrado alterações mais graves nas porções médias, alguns encontraram o palato mole como sendo a área mais comummente afectada. Os mais variados tipos de lesões são observados: infiltração, ulceração, perfuração e nódulos avermelhados ou amarelados, sésseis ou pedunculados, variando de 2 a 10 mm, alguns confluentes, e propensos à ulceração.

2. Língua: É afectada em 17% a 25% dos casos, principalmente a superfície dorsal, especialmente os dois terços anteriores. Alterações de erosões superficiais com perda das papilas e fissuras longitudinais têm sido descritas como infiltração nodular, que pode levar a uma "aparência de pedra de pavimentação". Ao contrário de outros músculos subcutâneos, nos quais é observado um grande número de bacilos, os músculos da língua não exibem números significativos. Mukherjee e Bucci et al. sugerem que as lesões da base da língua podem ter origem em secreções nasais altamente infecciosas, que passam da cavidade nasal para a cavidade oral.

3. Úvula: Em casos extremos há uma fibrose intensa com perda parcial ou mesmo destruição completa da úvula.

4.Lábios: Pode haver macrocheilia (causada por infiltração) ou microstomia (causada por ulceração e subsequente reparação com fibrose de lepromas periorais ou labiais).

5. Gengivas: São geralmente afectadas na área atrás dos incisivos centrais superiores, muitas vezes por contiguidade, de lesões do palato duro.8 Pode ocorrer gengivite crónica, periodontite e periodontoclasia.

Mudanças osteodentárias

Verificam-se alterações ósseas típicas de certas partes da face: alterações endonasais inflamatórias, atrofia da espinha nasal anterior e dos processos alveolares pré-maxilares, com perda dos incisivos superiores centrais e laterais. Devido às características acima mencionadas, o aspecto é designado como lepra facies.[27,28]

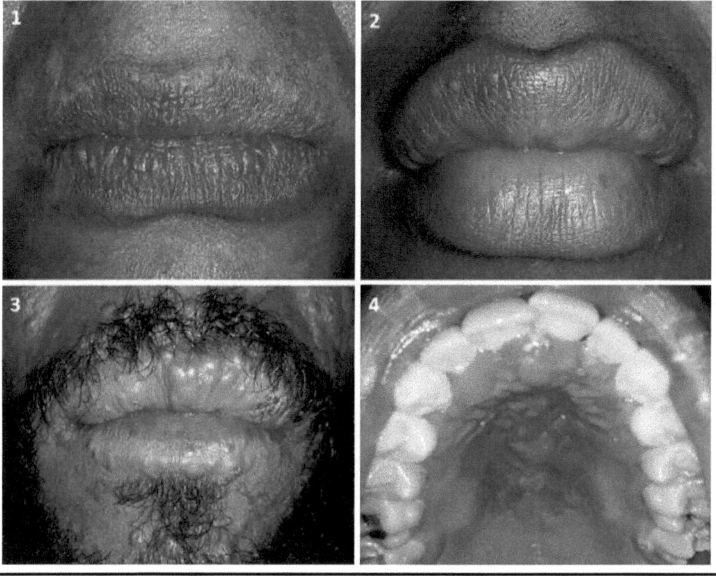

Figura: Lesões relacionadas com a hanseníase. A, Placa leprosa nos lábios superior e inferior. B, Lepromas no lábio superior. C, Lepromas no lábio superior e inferior. D, Leproma no paladar

Diagnóstico:

Para além da classificação correcta dos sinais clínicos em formas multibacilares de lepra, os casos anteriormente não tratados permitem geralmente a detecção de bactérias por microscopia ligeira. O líquido linfático é obtido a partir de lesões cutâneas suspeitas e da mucosa nasal por escarificação e expressão. O líquido tecidual assim adquirido é aplicado a uma lâmina e corado utilizando o método de Ziehl-Neelsen.

Nas formas paucibacilares, a detecção bacteriana é raramente - se é que alguma vez - bem sucedida. O diagnóstico é, portanto, baseado principalmente em achados clínicos e possivelmente histopatológicos.

A intensidade bacteriana, que fornece informações sobre a gravidade da infecção e o sucesso terapêutico, é medida utilizando o índice bacteriano (BI). A contagem bacteriana por campo(s) visual é determinada após a avaliação de 100 campos visuais. Um esfregaço só é classificado como negativo depois de 100 campos visuais terem sido examinados.

Para além do índice bacteriano, também é calculado o índice morfológico (IM). Este último dá informações sobre o rácio de bactérias morfologicamente intactas, regularmente coradas e portanto vitais para a contagem bacteriana total. As bactérias mortas ou degeneradas mancham de forma irregular e parecem fragmentadas.

PCR

Os estudos de PCR são mais sensíveis na detecção de *M. leprae* em formas multibacilares. No entanto, não melhoram as possibilidades de diagnóstico em formas paucibacilares; aqui, a sensibilidade é de 34-80 %. Para além dos testes diagnósticos de rotina, a sequenciação dos genes de resistência permite a identificação de estirpes resistentes à rifampicina e à dapsona com base em mutações genéticas características.

Serologia

Um método de teste serológico com boa sensibilidade em formas multibacilares (aproximadamente 70 %) envolve a medição de anticorpos contra um glicolipídeo fenólico (PGL-1; 35 kDa) na parede celular bacteriana. Nestes casos, no entanto, a detecção microscópica é geralmente também bem sucedida.

Histopatologia:

Dependendo da apresentação clínica, o espectro histopatológico da hanseníase é extremamente diversificado. A afectação de um paciente a qualquer uma das várias formas de lepra nunca se baseia unicamente em alterações histológicas, mas requer sempre uma correlação clinicopatológica.

De preferência, as biópsias de pele devem ser retiradas das margens das lesões e devem também incluir tecido subcutâneo. Em comparação com a coloração Ziehl-Neelsen, o método Fite-Faraco é mais sensível no que diz respeito à coloração de *M. leprae*.

Teste de Lepromin

O teste da lepromina não é utilizado principalmente para estabelecer o diagnóstico da lepra. Pelo contrário, fornece uma indicação sobre a resposta imunitária individual que se pode esperar do paciente. Após a injecção intradérmica de 0,1 ml de uma suspensão estandardizada de micobactérias termorreactas (*M. leprae*), desenvolve-se uma reacção de hipersensibilidade retardada durante 3-4 semanas sob a forma de uma pápula violáceo-eritematosa (reacção Mitsuda).[27] Esta forma de reacção sugere a presença de uma resposta imunitária mediada por células ao *M. leprae* e é normalmente muito pronunciada nas formas tuberculoides. Contudo, pode estar totalmente ausente na lepra limítrofe e lepromatosa.

Gestão:

Recomendação da OMS para o tratamento da lepra paucibacilar (menos de cinco lesões, nenhuma bactéria detectada).

Recomendação da OMS para o tratamento da lepra multibacilar (mais de cinco lesões, bactérias detectadas)

Adults	Once a month (taken under supervision): rifampicin 600 mg and dapsone 100 mg
	Daily: dapsone 100 mg
Children	Once a month (taken under supervision): rifampicin 450 mg and dapsone 50 mg
	Daily: dapsone 50 mg
Treatment duration	Six months or intake of six supervised monthly doses within 9 months

Recomendação da OMS para o tratamento da hanseníase paucibacilar (mais de cinco lesões, bactérias detectadas)

Adults	Once a month (taken under supervision): rifampicin 600 mg, clofazimine 300 mg, dapsone 100 mg.
	Daily: clofazimine 50 mg and dapsone 100 mg
Children	Once a month (taken under supervision): rifampicin 450 mg, clofazimine 150 mg, dapsone 50 mg
	Every other day: clofazimine 50 mg
	Daily: dapsone 50 mg
Treatment duration	Twelve months or intake of twelve supervised monthly doses within 18 months

Em caso de intolerância à dapsona

Forma Paucibacilar: rifampicina 600 mg e clofazimina 50 mg uma vez por mês (tomada sob supervisão); clofazimina 50 mg QD. O tratamento é concluído após um total de seis doses mensais no prazo de nove meses.

Forma multibacilar: rifampicina 450 mg, clofazimina 300 mg, e ofloxacina 400 mg ou minociclina 100 mg uma vez por mês (tomada sob supervisão); clofazimina 50 mg e ofloxacina 400 mg ou minociclina 100 mg QD. O tratamento é concluído após um total de doze doses mensais no prazo de 18 meses.

Em caso de intolerância à rifampicina e dapsona

Forma Paucibacilar: clofazimina 50 mg e ofloxacina 400 mg ou minociclina 100 mg uma vez por mês (tomada sob supervisão), clofazimina 50 mg e ofloxacina 400 mg ou minociclina 100 mg QD. O tratamento é concluído após um total de seis doses mensais no prazo de nove meses.

Forma multibacilar: clofazimina 300 mg, ofloxacina 400 mg, e minociclina 100 mg uma vez por mês (tomada sob supervisão durante os primeiros seis meses), mais clofazimina 50 mg, ofloxacina 400 mg, e minociclina 100 mg QD. Posteriormente, durante mais 18 meses: clofazimina 300 mg e ofloxacina 400 mg ou minociclina 100 mg uma vez por mês (tomada sob supervisão); clofazimina 50 mg e ofloxacina 400 mg ou minociclina 100 mg QD. O tratamento é concluído após um total de 24 doses mensais no prazo de 36 meses.

Em caso de intolerância à clofazimina

Isto afecta apenas doentes com lepra multibacilar: rifampicina 600 mg, dapsona 100 mg, e ofloxacina 400 mg ou minociclina 100 mg uma vez por mês (tomada sob supervisão); dapsona 100 mg e ofloxacina 400 mg ou minociclina 100 mg QD.[28]

Para além do tratamento medicamentoso adequado, os pacientes que já desenvolveram danos nos nervos necessitam de medidas adicionais (prevenção de deficiências; DPO). Estas incluem fisioterapia activa e passiva de extremidades paráticas ou contraídas, bem como cuidados de pele intensivos em regiões acrílicas.

Além disso, devem ser adoptadas medidas preventivas para evitar lesões menores em casa e no local de trabalho. os pacientes são especificamente instruídos e devem ser fornecidos, sempre que possível, utensílios de cozinha com cabos isolados especiais e luvas de trabalho, por exemplo. A prioridade é permitir aos pacientes regressar a uma vida social normal sem estigmatização e cuidados médicos permanentes.

Sífilis

Introdução:

A sífilis é uma infecção sistémica, bacteriana causada pela espiroqueta Treponema pallidum. Devido às suas muitas manifestações clínicas proteanas, tem sido nomeada "grande imitadora e imitadora". A sífilis continua a ser uma praga contemporânea que continua a afligir milhões de pessoas em todo o mundo. A sífilis é uma infecção bacteriana crónica que pode ser transmitida através do contacto sexual.[29,30]

As pessoas têm recebido, tratado e sobrevivido à sífilis há centenas de anos. De facto, os tratamentos estão tão bem estabelecidos que a dada altura se pensou ser possível erradicar completamente a sífilis. Em 2020, foram notificados 133.945 novos casos de sífilis Fonte Fidedigna (todas as fases) nos Estados Unidos, de acordo com os Centros de Controlo e

Prevenção de Doenças (CDC).[31] A sífilis é endémica no mundo em desenvolvimento e é especialmente comum entre aqueles que são pobres e têm acesso limitado aos cuidados de saúde. A promiscuidade desempenha um papel importante na transmissão de doenças, como é mais comum entre as pessoas com múltiplos parceiros.

A sífilis é uma importante infecção sinérgica para a aquisição do VIH e tem estado intimamente ligada à infecção pelo VIH. A sífilis pode ser um desafio para o diagnóstico. Alguém pode tê-la sem mostrar quaisquer sintomas durante anos. No entanto, quanto mais cedo a sífilis for descoberta, melhor. A sífilis que permanece sem tratamento durante muito tempo pode causar grandes danos em órgãos importantes, tais como o coração e o cérebro.

Etiologia:

Treponema pallidum foi identificado como o agente que causa a sífilis em 1905 por cientistas alemães, e um ano mais tarde, foi desenvolvido o teste para diagnosticar esta infecção. O género Treponema é uma bactéria em forma de espiral com uma membrana externa rica em fosfolípidos que pertence à ordem espirochaetal. Tem uma taxa de metabolização lenta, uma vez que leva em média 30 horas a multiplicar-se. O T. pallidum é o único agente que causa doenças venéreas. A outra subespécie do T. pallidum causa doenças não venéreas que são transmitidas por contacto não sexual: Treponema pertenue causa bocejos, Treponema pallidum endemicum causa sífilis endémica, e Treponema carateum causa pinta. Todas as treponematoses têm ADN semelhante mas diferem na sua distribuição geográfica e patogénese.[28]

Os únicos hospedeiros para os organismos são humanos, e não existe um reservatório de animais. A sífilis é considerada uma doença sexualmente transmissível, uma vez que a maioria dos casos de sífilis é transmitida através de contacto vaginal, anogenital, e orogenital. A infecção raramente pode ser adquirida através de contacto não sexual, como o contacto pele com pele ou através de transferência de sangue (transfusão de sangue ou partilha de agulhas). A transmissão vertical ocorre transplacentalmente, resultando em sífilis congénita.

Fisiopatologia:

A apresentação clássica da sífilis primária é um cancre genital solitário não sensível em resposta à invasão pelo *T. pallidum*. No entanto, os pacientes podem ter múltiplos chancros não genitais, tais como dígitos, mamilos, amígdalas, mucosa oral. Estas lesões podem ocorrer em qualquer local de contacto directo com a lesão infectada e são acompanhadas por uma linfadenopatia tenra ou não tenra. Mesmo sem tratamento, estas lesões primárias desaparecem sem cicatrizes. Se não forem tratadas, a sífilis primária pode progredir para a sífilis secundária, que tem muitos achados clínicos e histopatológicos.

As manifestações clínicas da sífilis secundária resultam da disseminação hematogénica da infecção e são proteanas: condiloma lata (erupção papulosa), lesões nas mãos e pés, erupção macular, linfadenopatia difusa, dor de cabeça, mialgia, artralgia, faringite, hepatoesplenomegalia, alopecia, e mal-estar. Como resultado, a sífilis foi nomeada o grande imitador.[28,29]

Tanto as lesões primárias como as secundárias resolvem-se sem tratamento, e o paciente entra numa fase precoce ou latente em que não há manifestações clínicas presentes. A infecção só pode ser detectada nesta fase com testes serológicos. Alguns pacientes nesta fase avançam para a fase terciária, caracterizada pela sífilis cardiovascular, neurosífilis, e sífilis benigna tardia.

Manifestação clínica (oral e dermatológica):

Sintomas da sífilis por estádio de infecção
Primário:

Os sintomas aparecem 10-90 dias (média de 21 dias) após a exposição. O principal sintoma é um canalcre <2 cm que é geralmente indolor, solitário, e pouco profundo, com uma borda afiada e levantada, borda dura vista sobre a glande, coroa, lábios, fourchette, ou períneo. Cerca de 70-80% dos doentes têm gânglios linfáticos emborrachados, não sensíveis, inchados, frequentemente apenas num lado da virilha, durante a primeira semana de infecção. A maioria é anogenital, mas pode ocorrer em qualquer local (língua, faringe, lábios, dedos, mamilos, etc.) Se não for tratada, o chancre permanecerá presente durante 1-6 semanas. Normalmente cicatriza sem qualquer formação de cicatrizes.

Secundário:

A sífilis secundária aparece 2 a 8 semanas após o desaparecimento do chancre e tem múltiplas manifestações sistémicas que podem envolver qualquer sistema e parte do corpo. As manifestações cutâneas são também variadas (condiloma lata, alopecia, manchas mucosas, erupção cutânea palmar ou truncal, erupção papulosa) e como contêm uma elevada carga de espiroquetas, estas lesões são altamente contagiosas.

A sífilis secundária é uma manifestação de disseminação bacteriana e apresenta-se classicamente como uma erupção cutânea difusa, simétrica, de cobre, maculopapular, possivelmente pruriginosa de qualquer morfologia excepto vesicular (uma erupção cutânea nas palmas das mãos ou nas plantas dos pés é comum (11-70%,). Podem também ocorrer lesões mucosas, alopecia irregular, febre, dores de cabeça, e adenopatia generalizada sem dor.

A sífilis primária ou secundária não tratada é seguida por uma fase latente precoce (um ano ou menos depois) ou uma fase latente tardia (mais de 1 ano) e é caracterizada por testes serológicos positivos, mas manifestações clínicas negativas.

Sífilis latente:

A sífilis torna-se então latente, embora os sintomas da sífilis secundária se repitam em 25% das pessoas, na sua maioria (90%) no prazo de um ano após a aquisição da infecção. A sífilis latente tem fases iniciais e tardias.

A doença latente precoce inclui o período de potencial recidiva dos sintomas, classificado pela OMS e directrizes europeias como <2 anos desde a inoculação e como <1 ano pelas directrizes dos EUA, Reino Unido, e Canadá. Como a recidiva dos sintomas indica replicação bacteriana, a doença latente precoce pode ser infecciosa. A sífilis latente tardia ocorre >1-2 anos após a aquisição e é não infecciosa.

Sífilis terciária:

Sífilis terciária é sífilis sintomática tardia que pode manifestar-se meses ou anos após a infecção inicial como sífilis cardiovascular (um aneurisma da aorta, valvulopatia aórtica), neurosífilis (meningite, hemiplegia, derrame cerebral, afasia, convulsões, tabes dorsais), ou sífilis gomatosa (infiltração de qualquer órgão e sua subsequente destruição)

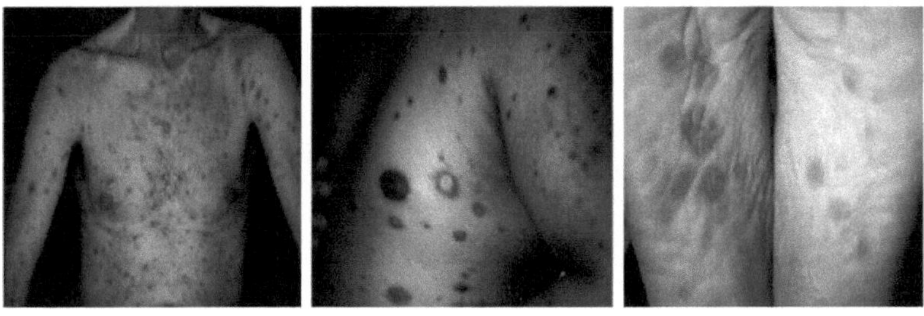

Figura: Condyloma Lata

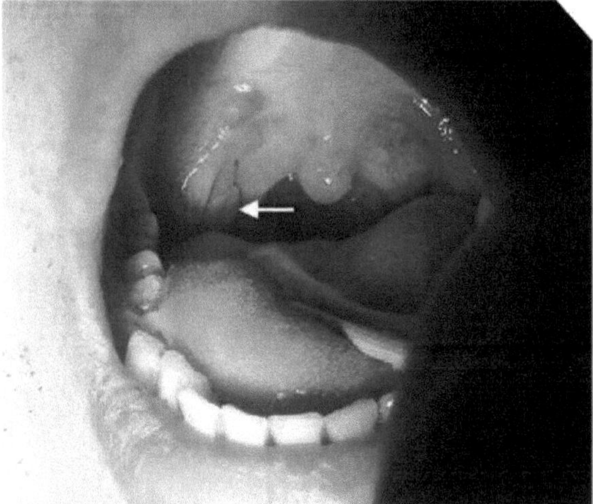

Goma: É mole, granulomatosa, tumoral como massa, por vezes surgindo durante as fases tardias da sífilis, que ocorre mais frequentemente sob a pele e membranas mucosas mas que também pode ser encontrada nos ossos, sistema nervoso, e outros órgãos e tecidos.

Diagnóstico diferencial:

A sífilis congénita pode apresentar-se de forma semelhante a outros processos de doença que também devem ser considerados pelo clínico. Estes incluem a sepsis neonatal, especialmente tendo em conta os resultados da radiografia do tórax tipo pneumonia na CS. Outras considerações incluem infecções TORCH, incluindo *Toxoplasmose, Rubéola, Citomegalovírus,* vírus do herpes simplex. A hepatite neonatal também deve ser considerada, dada a hepatomegalia e LFTs elevadas. As co-infecções com HIV também devem ser consideradas.

Prognóstico

Excelente prognóstico se diagnosticado e tratado de forma apropriada e atempada. A sífilis é facilmente tratada com penicilina. No entanto, há um risco acrescido de piores resultados e de possível morte:

- Bebés prematuros

- Aqueles que têm um atraso ou não recebem o tratamento adequado

- Pacientes que apresentam uma extensa propagação da doença com falência de múltiplos órgãos

- Bebés com uma grave reacção Jarisch-Herxheimer no tratamento

Complicações

O diagnóstico e tratamento atrasados podem levar a características clínicas tardias e persistentes de incapacidade intelectual, gomas de pele, cicatrizes, défices auditivos e anomalias esqueléticas. O início do tratamento em alguns bebés pode levar a uma reacção Jarisch-Herxheimer, levando a febres, arrepios, hipotensão, e possivelmente morte fetal como resultado de uma resposta inflamatória às espiroquetas moribundas.

Diagnóstico:

As estratégias de teste para a sífilis consistem em microscopia de campo escuro e testes serológicos.

O exame do campo escuro por microscópio permite o exame directo das espiroquetas da lesão da mucosa e oferece assim um diagnóstico imediato.

Os testes serológicos são classificados como não-treponemal e treponemal. Os testes não-treponemal (testes laboratoriais de investigação de doenças venéreas, teste rápido de reagina plasmática) são testes de rastreio que detectam anticorpos à cardiolipina no sangue. Os testes VDRL e RPR só são positivos após o desenvolvimento do cancro primário.[30]

Testes positivos não triponemais são confirmados com testes treponemais (ensaio de absorção de anticorpos fluorescentes treponemais, ensaio de aglutinação de partículas de *T. pallidum*) que detecta anticorpos para o *T. pallidum* no sangue. A sífilis é uma doença que pode ser comunicada.

Os pacientes com sintomas neurológicos devem ser submetidos a exame cerebrospinal (LCR).

<u>Diagnóstico diferencial:</u>

- Herpes genital

- Síndrome de Behcet

- Mononucleose

- Dermatite de contacto ou atópica

- Linfoma

- Exantema viral

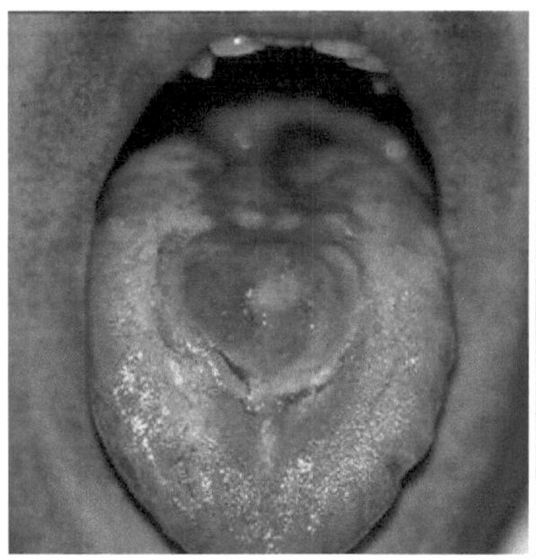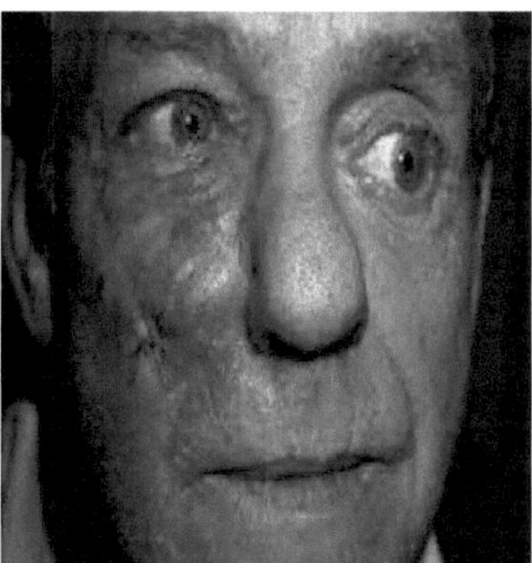

Figura: Erupção maculopapular

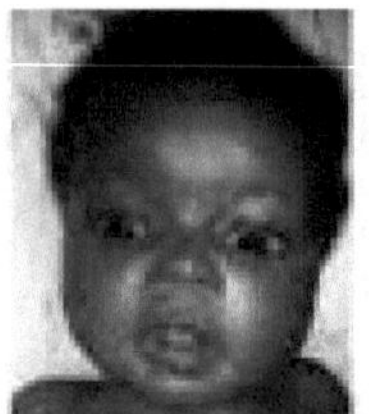

Frontal bossing;
Saddle nose

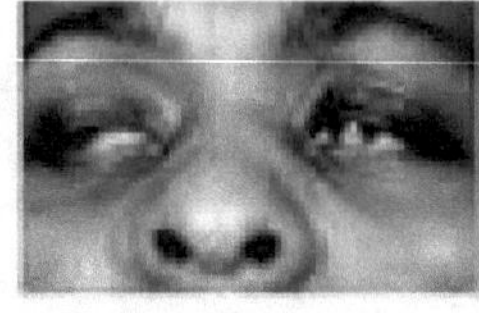

Interstitial keratitis

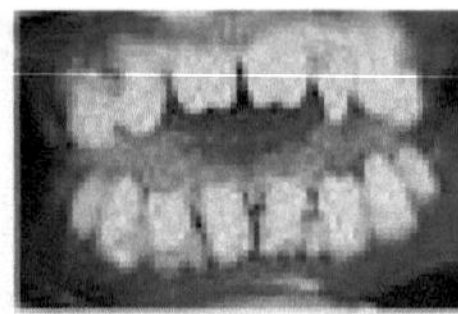

Hutchinson teeth

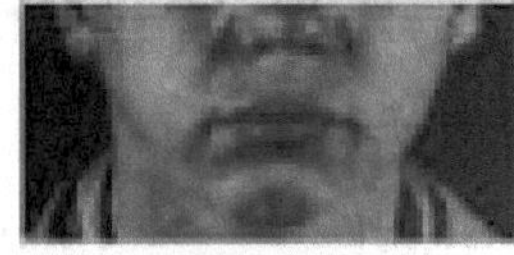

Rhagades

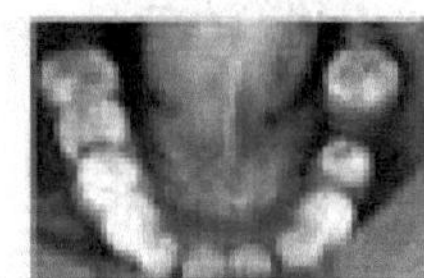

Mulberry molar

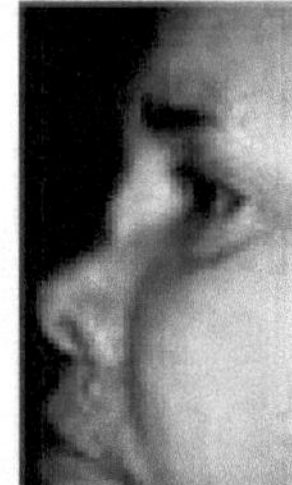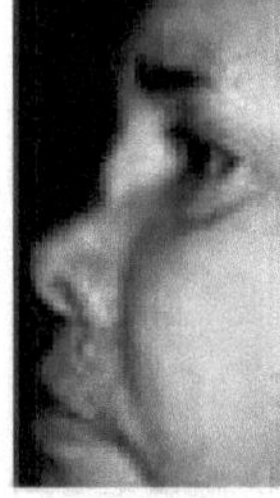

Saddle nose

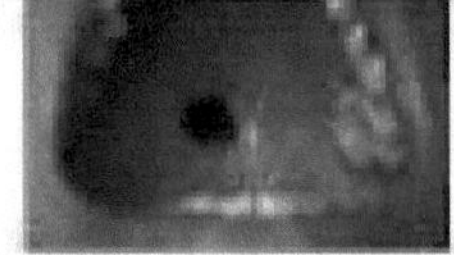

Perforated hard palate

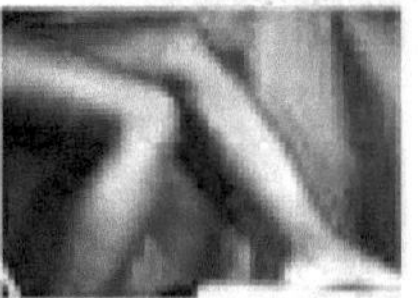

Saber shins

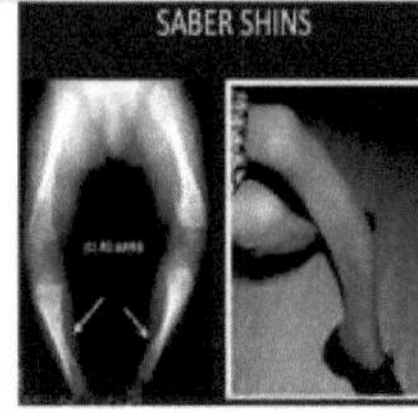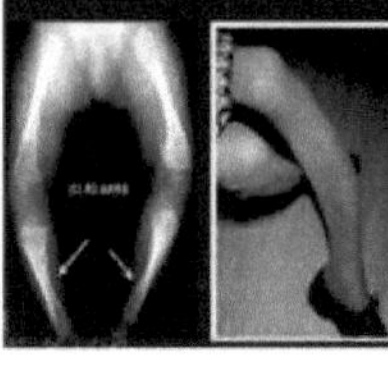

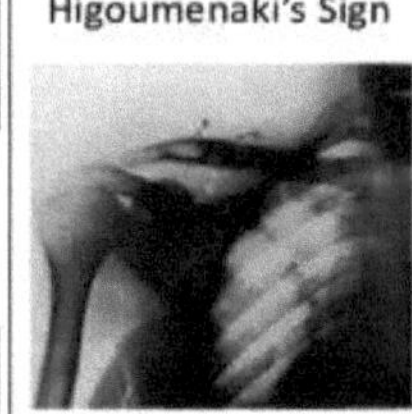

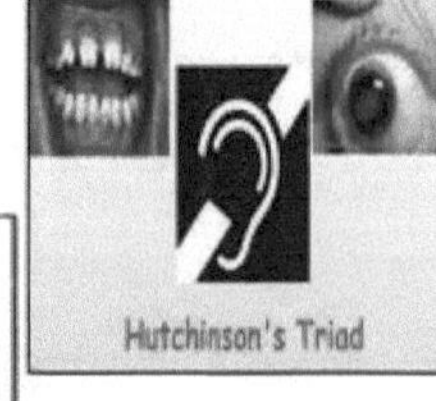

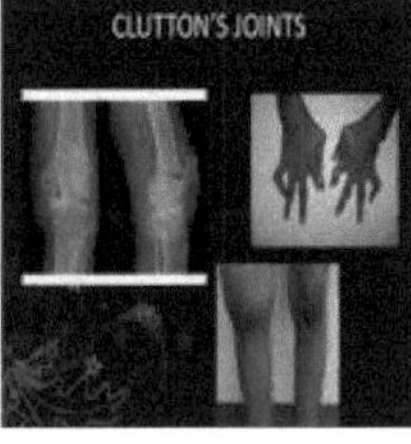

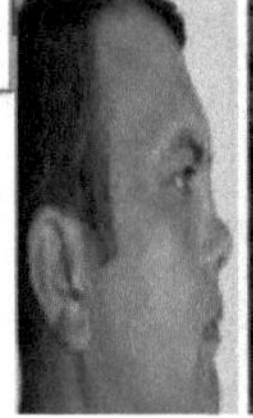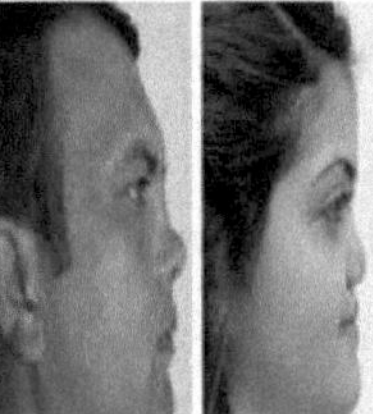

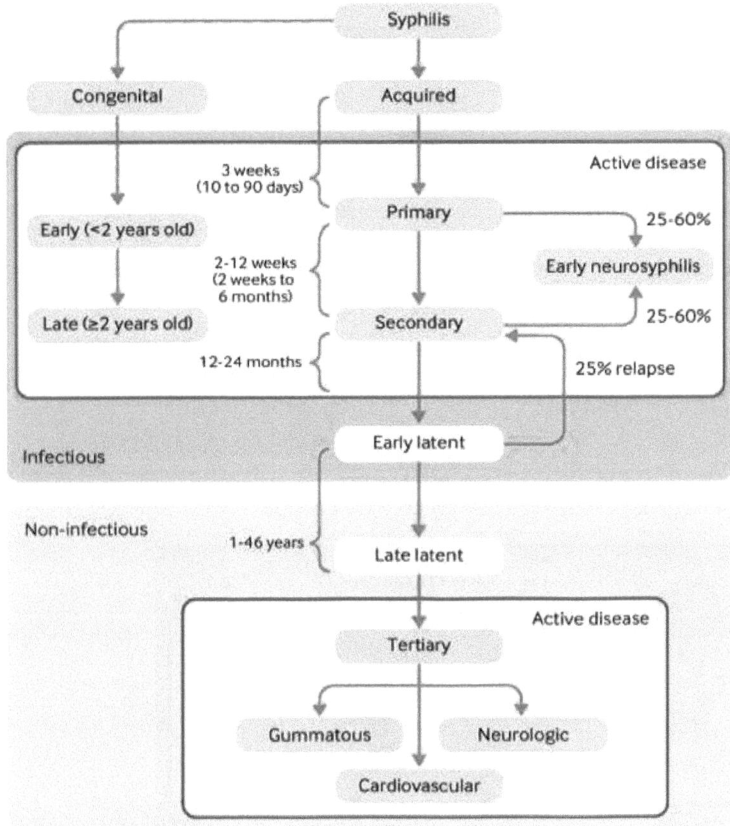

Resumo da manifestação oral da sífilis: [31]

Disease stage	Oral manifestations
Primary syphilis	Chancre: painless or painful
Secondary syphilis	Mucosal patches
	Ulcerations: solitary or multiple
	Leukoplakia-like plaques
	Maculopapular lesions
	Aphthous lesions
	Pseudomembranous lesions
	Condyloma lata
Tertiary syphilis	Gumma
	Atrophic glossitis
	Syphilitic leukoplakia

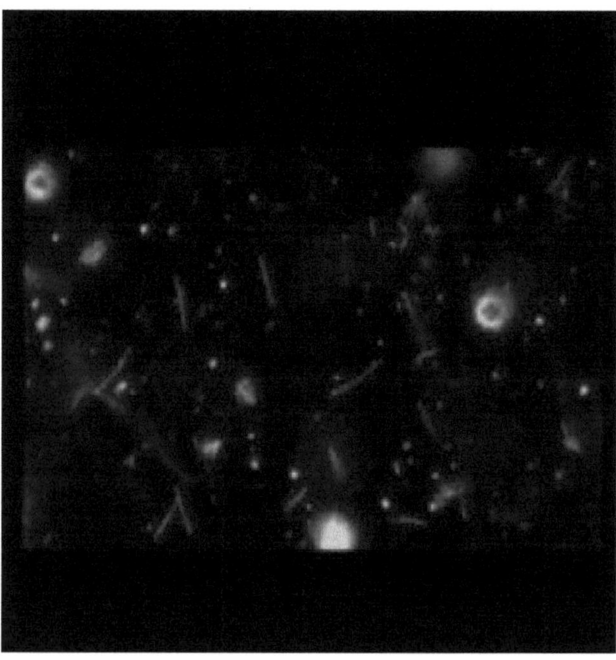

Figura: Demonstração de espiroquetas em microscopia de campo escuro.

<u>Gestão</u>:

O tratamento depende da fase da doença.

A sífilis primária, secundária, ou sífilis latente precoce é tratada com uma dose única de penicilina G intramuscular (IM), abaixo de 2,4 milhões de unidades. As terapias alternativas incluem doxiciclina 100 mg oral (PO) duas vezes por dia durante 14 dias ou ceftriaxona 1 a 2 gm IM ou intravenosa (IV) diariamente durante 10 a 14 dias ou tetraciclina 100 mg PO 4 vezes durante 14 dias.

A sífilis latente tardia é tratada uma vez por semana, durante 3 semanas, com 2,4 milhões de unidades de penicilina G abaixo da sífilis IM. As terapias alternativas incluem doxiciclina 100 mg PO duas vezes por dia durante 28 dias ou tetraciclina 100 mg PO quatro vezes por dia durante 28 dias.

A sífilis terciária é tratada uma vez por semana, durante 3 semanas, com 2,4 milhões de unidades de penicilina G inferior a IM.

A neurosífilis é tratada IV penicilina G aquosa 18-24 milhões de unidades diárias durante 10 a 14 dias.

Os doentes com um alto título de sífilis secundária podem desenvolver uma reacção Jarisch-Herxheimer, que é uma reacção auto-limitada imunitária que ocorre dentro de 2 a 24 horas após o tratamento e que se caracteriza por febre alta, dores de cabeça, mialgias, erupções cutâneas.[31]

Uma vez feito o diagnóstico de sífilis, a gestão é feita com uma equipa interprofissional, uma vez que a infecção pode afectar quase todos os órgãos do corpo. Estes pacientes necessitam de um acompanhamento atento por parte do cardiologista, neurologista, dermatologista, internista, oftalmologista, obstetra, e do perito em doenças infecciosas.

O paciente deve ser seguido pela enfermeira da doença infecciosa para assegurar que o tratamento está a funcionar e que o paciente está em conformidade com a terapia. O parceiro do doente tem de ser investigado e tratado se for positivo. Se a doente com sífilis estiver grávida, é altamente recomendável um acompanhamento de perto com um obstetra.

<u>**Sífilis congénita:**</u>

<u>**Introdução:**</u>

É causado pela transmissão da espiroqueta Treponema pallidum da mãe para o feto, resultando numa multiplicidade de apresentações clínicas que vão desde o nascimento assintomático, prematuro, e uma vasta gama de sinais e sintomas clínicos até ao nado-morto. As taxas de CS estão a aumentar, com 2017 a ter o maior número de casos de CS desde 1997. A SC é uma doença notificável a nível nacional, sendo cada caso notificado ao CDC por todos os 50 estados.

<u>**Etiologia:**</u>

O organismo causador da sífilis foi identificado pela primeira vez por Fritz Schaudinn e Erich Hoffmann em 1905. A CS é causada por Treponema pallidum que é uma espiroqueta móvel, uma bactéria helicoidal em forma de saca-rolhas, com 6 a 15 micrómetros de comprimento e 0,1 a 0,2 micrómetros de largura. O primeiro surto de sífilis registado foi na Europa em 1494 na Itália moderna, quando o termo "doença francesa" foi cunhado. [33]Treponemes ainda não foram cultivados in vitro e os humanos continuam a ser o único hospedeiro conhecido para o *T. pallidum*.

<u>**Epidemiologia:**</u>

Os investigadores estimam que a sífilis congénita é um factor de complicação em cerca de 1 milhão de gravidezes por ano em todo o mundo. A CS contribuiu largamente para a morte infantil e tem sido responsável por 305.000 mortes perinatais por ano em todo o mundo.

Verifica-se uma disparidade racial significativa na incidência de CS, e em 2014 o CDC informou que a CS era 10 vezes mais prevalecente nas mães que eram negras do que nas mães que eram brancas (38,2 contra 3,7 casos por 100.000 nascimentos). Também relataram uma prevalência 3 vezes maior em mães negras em comparação com mães hispânicas (38,2 contra 12,2 casos por 100.000 nascimentos). No que diz respeito à distribuição regional da SC, a incidência no sul dos Estados Unidos é maior, seguida pelos Estados Unidos ocidentais, depois pelo Midwest, enquanto que a incidência mais baixa se verifica nas partes nordestinas dos Estados Unidos. [31,33]

Fisiopatologia:

Em adultos, a sífilis inicia uma infecção após infiltração local através de tecidos subcutâneos para causar uma resposta imunitária local e estabelecer uma lesão ulcerativa inicial. No entanto, a sífilis congénita difere da sífilis em adultos na medida em que o *T. pallidum* é libertado directamente na corrente sanguínea do feto causando espiroquetemia com propagação para a maioria dos órgãos incluindo os ossos, rim, baço, fígado, e coração. Isto leva a uma inflamação generalizada em todos estes sistemas de órgãos, levando a uma variedade de manifestações clínicas.[33]

História e Física:

A maioria dos casos de SC são vistos em mulheres sem cuidados pré-natais adequados ou naquelas que recebem tratamento inadequado. O rastreio da sífilis faz parte do padrão de rotina de cuidados em todas as mulheres grávidas nos Estados Unidos da América, e tem mostrado diminuir as taxas de CS. O tratamento com penicilina em mulheres grávidas com sífilis é 98% eficaz na prevenção da SC. Embora a CS possa causar doença grave e morte fetal, a maioria dos recém-nascidos com CS são assintomáticos à nascença. No entanto, em bebés não tratados, as manifestações clínicas aparecem geralmente aos três meses de idade e normalmente incluem:

- Hepatomegalia: Esta é a descoberta mais comum e pode ocorrer com a esplenomegalia. A biopsia do fígado seguida de microscopia de campo escuro pode revelar a espiroqueta. Os testes de função hepática podem ser anormais.

- Icterícia: A icterícia pode ou não estar presente, dependendo da extensão da lesão hepática.

- Rinite: Uma das primeiras apresentações clínicas, geralmente na primeira semana de vida. Observa-se uma descarga branca copiosa e persistente, que contém espiroquetas que podem ser visualizadas sob microscopia de campo escuro.

- Linfadenopatia generalizada: A linfadenopatia generalizada, sem concurso, é também uma descoberta comum.

- Erupção: A erupção cutânea aparece normalmente uma a duas semanas após a rinite. Pequenas lesões maculopapulares vermelhas ou cor-de-rosa podem ser comumente vistas nas costas, nádegas, coxa posterior e sola dos pés. As erupções cutâneas progridem para a descamação e crosta.

Se não se conseguir diagnosticar precocemente a sífilis congénita, uma inflamação persistente pode levar a cicatrizes e formação de gomas. Os resultados clínicos em CS tardias incluem:

- Gomas de pele e mucosas e fissuras/ cicatrizes periorais

- Mudanças faciais, incluindo o chefe frontal, nariz de sela, maxila proeminente

- Curvatura anterior da canela chamada canela de sabre.

- Dentes de Hutchinson que são dentes permanentes dentados hipoplásicos, mais frequentemente dos incisivos centrais superiores

- Deficiência intelectual e paralisia do nervo craniano

- Perda auditiva neurossensorial e alterações na visão

- O envolvimento dos olhos pode levar a ceratite intersticial, glaucoma secundário e cicatrizes na córnea

A tríade Hutchinson (dentes de Hutchinson, ceratite intersticial e perda auditiva neurossensorial) é relativamente específica para a sífilis congénita.

Há muitas apresentações de sífilis congénita, incluindo destruição da cartilagem nasal (nariz de sela), bossing frontal (sobrancelha olímpica), curvatura da tíbia (canelas de sabre), erupção morbilliforme, rinite (rapé), derrame estéril das articulações (articulações de Cluttons), incisivos centrais superiores em forma de pino (dentes de Hutchinson).

Avaliação:

O rastreio materno da sífilis no início da gravidez é de primordial importância na prevenção da SC, e é considerado o padrão de cuidados nos Estados Unidos. O tratamento materno da sífilis com penicilina é 98% eficaz na prevenção da SC.

As seguintes anomalias laboratoriais e radiográficas podem ajudar no diagnóstico da SC:

- Exame histológico da placenta e do cordão para as alterações patológicas típicas e presença de espiroquetas

- Exame microscópico de campo escuro da descarga nasal, se presente

- Radiografias ósseas longas que podem mostrar descobertas de fracturas patológicas, serração metafisária, desmineralização localizada, e destruição óssea.

- Raio-x do tórax que pode mostrar opacificação difusa de ambos os campos pulmonares

- Testes sem resposta: Laboratório de Investigação de Doenças Venéreas (VDRL) ou Reagina Plasmática Rápida (RPR)

- Testes específicos de treponemal: Teste de absorção de anticorpos fluorescentes treponemais (FTA-ABS) e/ou teste de micro hemaglutinação para anticorpos ao T.Pallidum (MHA-TP)

- Anormalidades do LCR, incluindo o LCR reactivo VDRL, pleocitose do LCR, proteína elevada do LCR

- PCR CSF para detecção de ADN treponemal

O trabalho inicial para uma criança nascida de uma mulher com testes reactivos de não-treponemal e treponemal deve seguir as recomendações do CDC ou da Academia Americana de Pediatria, conforme listado no Red Book (Red Book: 2015 Report of the Committee on Infectious Diseases, 30th ed, Kimberlin DW (Ed), American Academy of Pediatrics, Elk Grove Village, IL 2015). p.755. [34]

Tratamento / Gestão:

O tratamento da sífilis congénita quando a doença é confirmada ou é provável que esteja presente:

- Bebés até às 4 semanas de idade: Penicilina cristalina aquosa G, 50.000 unidades/kg por dose intravenosa a cada 12 horas nos primeiros sete dias de vida. Após 7 dias de vida, 50.000 unidades/ kg por dose intravenosa (IV) a cada 8 horas durante 10 a 14 dias. Em alternativa, penicilina procaína G, 50.000

- unidades/ kg/dia intramuscularmente durante 10 a 14 dias.

- Bebés com mais de 4 semanas e crianças mais velhas: Penicilina aquosa G, 50.000 unidades/kg por dose de 6 em 6 horas por via intravenosa durante 10 a 14 dias.

A gestão de uma criança assintomática potencialmente exposta à sífilis mas com poucas probabilidades de ter a doença é controversa. Trata-se de bebés de mães que receberam tratamento adequado mais de 4 semanas antes do parto. Contudo, a maioria dos especialistas e o CDC recomenda a penicilina benzatina G 50.000 unidades/kg por dose intramuscular (IM) numa única dose nestas crianças assintomáticas. [33,34]

DOENÇAS VESICOBOLHOSAS

Lichen Planus :

Introdução:

Lichen planus (LP) é uma doença inflamatória mucocutânea crónica de etiologia desconhecida. As lesões orais precedem frequentemente as lesões cutâneas, e em muitos casos, continuam a ser a única manifestação da doença. A mucosa nasal, laríngea, esofágica, genital, ou anal também pode ser afectada. Em casos raros, a doença pode apresentar-se com lesões no couro cabeludo ou nas unhas. A OLP pode afectar todas as partes da cavidade oral. A localização mais comum é a mucosa bucal, seguida da mucosa lingual, gengival e labial. A distribuição simétrica bilateral das lesões que ocupam predominantemente as regiões posteriores da boca é típica desta doença.

O sistema de classificação Andreasen distingue seis formas clínicas de OLP: reticular, papular, tipo placa, atrófica (eritematosa), erosivo-ulcerosa e bullous-erosiva. Um sinal patognomónico desta doença é a presença das chamadas estrias Wickham - pápulas hiperqueratósicas brancas (estrias), dando uma aparência de rendas das lesões.[35] OLP pode manifestar-se sob a forma de gengivite desquamativa. Esta apresentação oral faz parte do grupo de sintomas da chamada síndrome gengival vulvo-vaginal que inclui a tríade da LP da mucosa vulvar, vaginal e gengival.

O líquen plano oral é caracterizado por períodos alternados de remissões e exacerbações. A condição pode ser desencadeada por stress psicológico ou físico, pela presença de trauma mecânico crónico, pelo consumo de alimentos e bebidas irritantes.

A história natural da LP varia significativamente. A maioria dos pacientes com lesões cutâneas espontaneamente limpas dentro de 1 a 2 anos após a apresentação inicial. Contudo, as recidivas são comuns, e a hiperpigmentação residual da pele resulta frequentemente. Pelo contrário, a PL oral é uma doença crónica que pode ou não remeter. A punção lombar induzida por drogas resolve-se gradualmente após a remoção da medicação causadora.

Etiologia:

Lichen planus é uma doença idiopática. Parece representar uma doença auto-imune mediada por células T. A teoria dominante é que a exposição a um agente exógeno como um vírus, droga ou alergénio de contacto causa alteração dos auto-antigénios epidérmicos e activação das células T citotóxicas CD8+. Os auto-antigénios alterados reagem cruzadamente com os auto-antigénios normais encontrados em queratinócitos basais, resultando na mira e apoptose das células T.

Foram associados vários agentes ao desenvolvimento da LP, mas foi feita uma nota particular sobre a ligação com os vírus, especialmente o vírus da hepatite C (HCV). [35,36]

O líquen plano oral está correlacionado com alergias de contacto a uma variedade de metais encontrados em restaurações dentárias incluindo mercúrio, cobre, e ouro. Foi descrita a remoção do metal sensibilizante, resultando na eliminação de lesões de LP.

Factores genéticos A investigação centrada na possível predisposição genética para a doença demonstrou uma associação entre HLA-DR1 e líquen cutâneo idiopático17, bem como a associação entre HLA-DR6 e OLP relacionado com a hepatite C.

Perturbações psicológicas Estudos recentes mostram a associação entre os factores de stress mental e a ocorrência e progressão de doenças crónicas. As hormonas neuroendócrinas libertadas durante a exposição ao stress causam perturbações do equilíbrio entre as citocinas Th1 e Th2, o que está associado ao desenvolvimento de doenças auto-imunes.[36]

Muitos medicamentos têm sido associados à LP, mas a recorrência de lesões após a contestação de medicamentos é rara. Os medicamentos mais frequentemente associados incluem antipalúdicos, ACEIs, diuréticos tiazídicos, AINEs, quinidina, beta-bloqueadores, factores de necrose tumoral (TNF)-alfa inibidores, e ouro.

Epidemiologia:

A prevalência de LP cutânea é de aproximadamente 0,2% a 1% dos adultos em todo o mundo. A LP oral é mais comum e reportada em 1% a 4% da população. Em geral, as mulheres são mais frequentemente afectadas do que os homens numa proporção de 1,5:1, e a maioria dos casos desenvolve-se entre os 30 e 60 anos de idade. É raro em crianças, uma vez que representam menos de 5% de todos os doentes com LP. Embora a PL não seja geralmente considerada como tendo uma predilecção racial, alguns estudos recentes sugerem que pode haver uma maior incidência da doença nos afro-americanos e nos de origem indiana e árabe.

Fisiopatologia:

Os dados actuais sugerem que o líquen plano oral (OLP) é uma doença auto-imune mediada por células T, na qual as células T autocitotóxicas CD8$^+$ desencadeam a apoptose das células epiteliais orais.

O denso infiltrado subepitelial mononuclear no líquen plano oral é composto por células T e macrófagos, e há um número crescente de células T intra-epiteliais. A maioria das células T do epitélio e adjacentes aos queratinócitos basais danificados são linfócitos CD8$^+$ activados. Portanto, no início da formação de lesões orais do líquen plano, as células T CD8$^+$ podem reconhecer um antigénio associado ao complexo de histocompatibilidade principal (MHC) classe I em queratinócitos. Após o reconhecimento e activação do antigénio, as células T citotóxicas CD8$^+$ podem desencadear a apoptose de queratinócitos. As células T activadas CD8$^+$ (e possivelmente queratinócitos) podem libertar citoquinas que atraem linfócitos adicionais para a lesão em desenvolvimento.[35,36] As lesões orais do líquen plano contêm níveis aumentados do factor de necrose tumoral da citocina (TNF)-alfa. Queratinócitos basais e células T no infiltrado subepitelial expressam TNF in situ. Os queratinócitos e linfócitos no líquen plano cutâneo expressam níveis elevados do receptor de TNF p55, TNF-RI. As células T no líquen plano oral contêm mRNA para TNF e secretam TNF in vitro. Os níveis de TNF sérico e salivar são elevados em doentes com líquen plano oral.

Quimiocinas: RANTES é uma citocina pró-inflamatória secretada por linfócitos activados, queratinócitos, e numerosas outras células. O seu efeito resulta na desgranulação dos mastócitos, o que por sua vez desencadeia a libertação de TNF-α e chymase. A TNF-α estimula a libertação de linfócitos na região extravasal. Após a activação, secretam novamente RANTES. Assim, é estabelecido um ciclo vicioso, responsável pelo curso crónico da doença. 60% dos mastócitos nas lesões OLP são encontrados degranulados.1,20 Isto é acompanhado pela libertação de uma série de citocinas - IL-3, IL-4, IL-5, IL-6, IL-8, IL-10, IL-13 e IL-16, TNF-a, chymase e RANTES. A quimase é uma proteína capaz de induzir a produção de MMP-9 por linfócitos, demonstrando assim o papel indirecto dos mastócitos na destruição de BM. [35]

A hipótese auto-imune é apoiada por uma série de características da doença: curso crónico; manifestação em adultos; afectando predominantemente o sexo feminino; presença de linfócitos T na lesão; outras comorbilidades auto-imunes; eficácia da terapia imunossupressora. TGF-β1 suprime a resposta imunológica aos antigénios próprios e a sua deficiência predispõe o corpo ao desenvolvimento de doenças auto-imunes. É relatada uma baixa expressão deste factor de crescimento nas lesões OLP.

<u>Manifestações orais:</u>

Em muitos pacientes, o início do líquen plano oral é insidioso, e os pacientes desconhecem a sua condição oral. Alguns pacientes relatam uma aspereza do revestimento da boca, uma sensibilidade da mucosa oral a alimentos quentes ou picantes ou produtos de higiene oral, mucosa oral dolorosa, gengivas doridas, manchas vermelhas ou brancas na mucosa oral, gengivas vermelhas, ou ulcerações orais.

Na cavidade oral, a doença assume um aspecto clínico ligeiramente diferente do que na pele, e caracteriza-se por lesões que consistem em pápulas radiantes brancas, cinzentas, aveludadas, semelhantes a fios, num arranjo linear, anular e retilíneo formando rendas típicas, manchas reticulares, anéis e estrias. Um pequeno ponto branco elevado está presente na intersecção de linhas brancas conhecidas aqui como estrias de Wickham, em comparação com as estrias de Wickham na pele. As lesões são assintomáticas, bilaterais/simétricas em qualquer parte da cavidade oral, mas mais comuns na mucosa bucal, língua, lábios, gengiva, chão da boca, palato e podem aparecer semanas ou meses antes do aparecimento de lesões cutâneas.

Existem 6 formas clínicas de líquen plano oral:

- Reticular
- Erosivo
- Atrófico
- Em forma de placa
- Papular
- Bullous.

Reticular

É a forma clínica mais comum desta doença e apresenta-se com um padrão fino e assintomático entrelaçado em forma de renda chamado "Wickham striae" numa forma bilateral simétrica e envolve a mucosa posterior da bochecha na maioria dos casos.

Erosivo

Esta é a forma mais significativa da doença porque mostra lesões sintomáticas frequentemente rodeadas por finas estrias queratinizadas radiantes com uma aparência de rede.

Atrófico

Apresenta lesões vermelhas difusas e pode assemelhar-se à combinação de duas formas clínicas, tais como a presença de estrias brancas características do tipo reticular rodeado por uma área eritematosa.

Em forma de placa

Este tipo mostra irregularidades homogéneas esbranquiçadas semelhantes à leucoplasia; envolve principalmente o dorso da língua e a mucosa da bochecha.

Papular

Esta forma é raramente observada e é normalmente seguida por algum outro tipo de variante descrita. Apresenta-se com pequenas pápulas brancas com estrias finas na sua periferia.

Bullous

É a forma clínica mais invulgar, exibindo bolhas que aumentam de tamanho e tendem a romper-se, deixando a superfície ulcerada e dolorosa. O sinal de Nikolsky pode ser positivo.

<u>Manifestações dermatológicas:</u>

Lichen planus pode exibir uma variedade de tipos de lesões, mas a apresentação mais comum é uma área de pápulas em forma de polígono, com comichão, violáceas, de ponta achatada com alguns milímetros de largura. Esta apresentação clássica é conhecida como The Six Ps of LP: pápulas roxas, poligonais, planares, pruriginosas, e placas.

As lesões têm uma superfície brilhante coberta por finas linhas brancas conhecidas como Wickham striae e são firmes à palpação. Podem ser vistas como algumas lesões individuais, encontradas dispersas amplamente, agrupadas em placas, ou dispostas em padrões anulares, lineares, ou actínicas (expostas ao sol). A resposta isomórfica (ou seja, fenómeno de Koebner) pode ser vista em LP em que novas lesões surgem em linhas onde ocorre o coçar, tal como é visto na psoríase. As áreas de envolvimento mais comuns incluem os pulsos flexores, mãos dorsais, lombares, tornozelos, e canelas.

Frequentemente pode ser encontrada uma hiperpigmentação castanha-acinzentada após a resolução das lesões devido à deposição de melanina na derme superficial.

O líquen plano do couro cabeludo e de outras regiões que suportam cabelo é chamado líquen planopilaris (LPP). Pequenas pápulas e máculas foliculares, vermelhas, aparecem onde a inflamação está presente e levam a uma progressiva alopecia cicatrizante. O LPP pode aparecer sozinho ou com lesões típicas de LP em qualquer outra parte do corpo. Quando o LPP ocorre principalmente no couro cabeludo anterior e sobrancelhas em mulheres mais velhas, é conhecido como alopecia fibrosante frontal. Uma variante familiar do LPP conhecida como síndrome de Graham-Little-Piccardi-Lasseur é caracterizada por alopecia cicatrizante do couro cabeludo, LP cutânea ou mucosa típica, e perda não cicatrizante de pêlos púbicos e axilares com pápulas foliculares. [35]

Em vez de aparecer nos locais clássicos de LP, a erupção de medicamentos liquenóides aparece frequentemente em áreas expostas ao sol, é simétrica, e é mais generalizada na distribuição. As lesões parecem mais eczematosas ou psoriasiformes, e as estrias Whickam não são normalmente vistas. Há tipicamente um período latente de vários meses a um ano desde o início de um fármaco até à erupção das lesões, pelo que uma revisão minuciosa do historial da medicação é vital para o diagnóstico da LP induzida por fármacos.

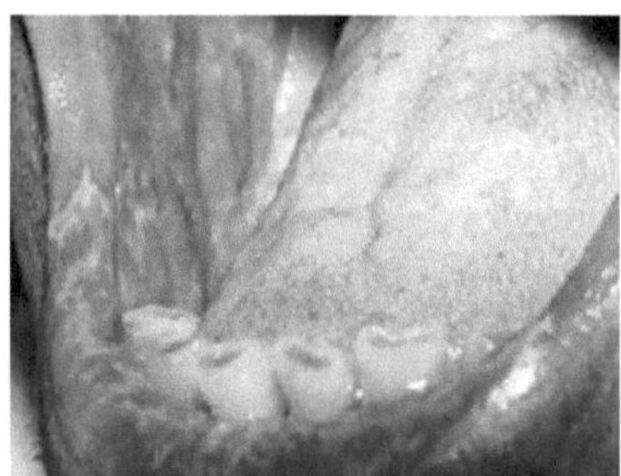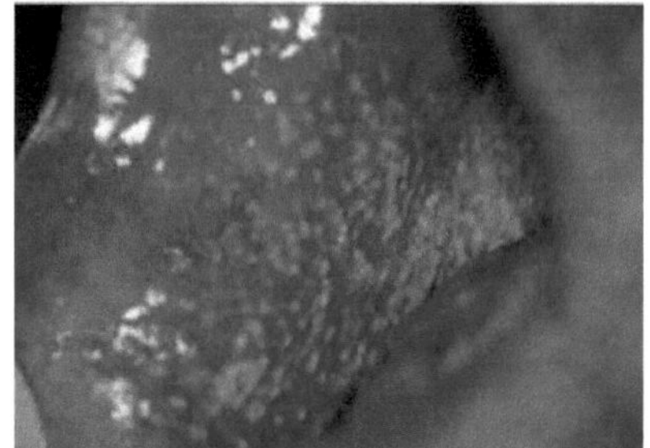

Tipo reticular Tipo papular

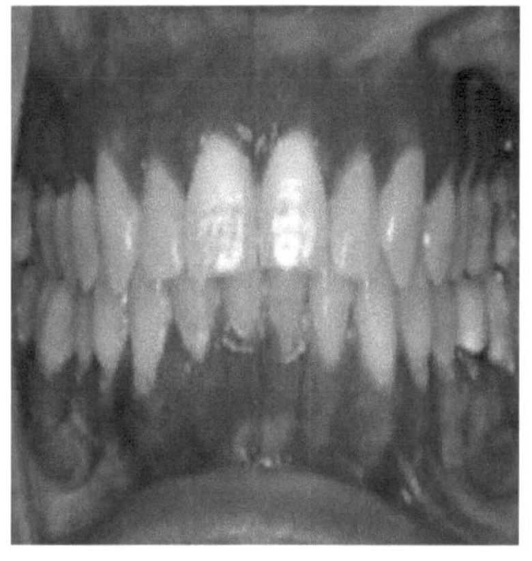

Tipo atrófico Tipo placa

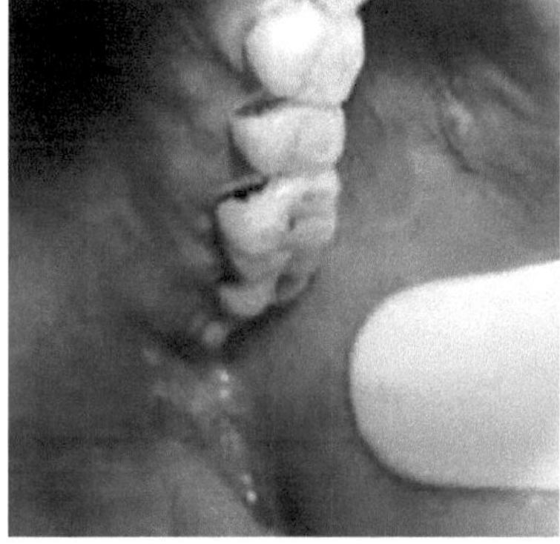
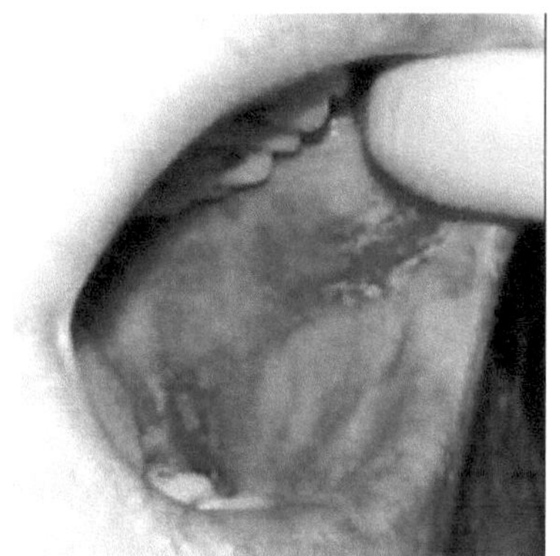

Tipo bolhoso Tipo Erosivo

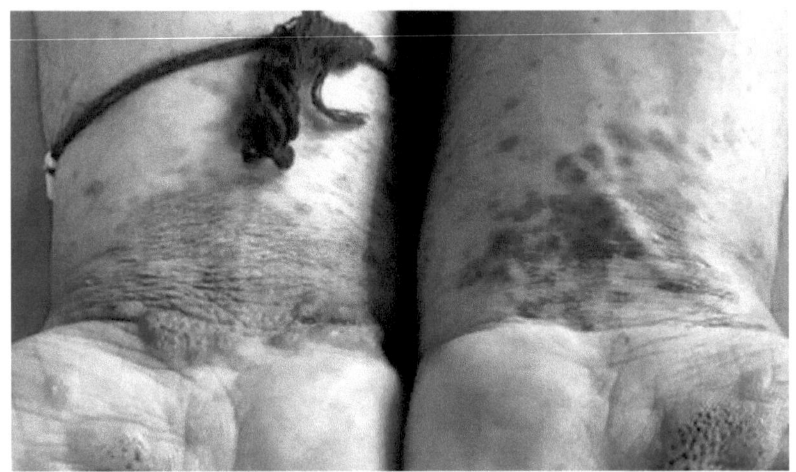

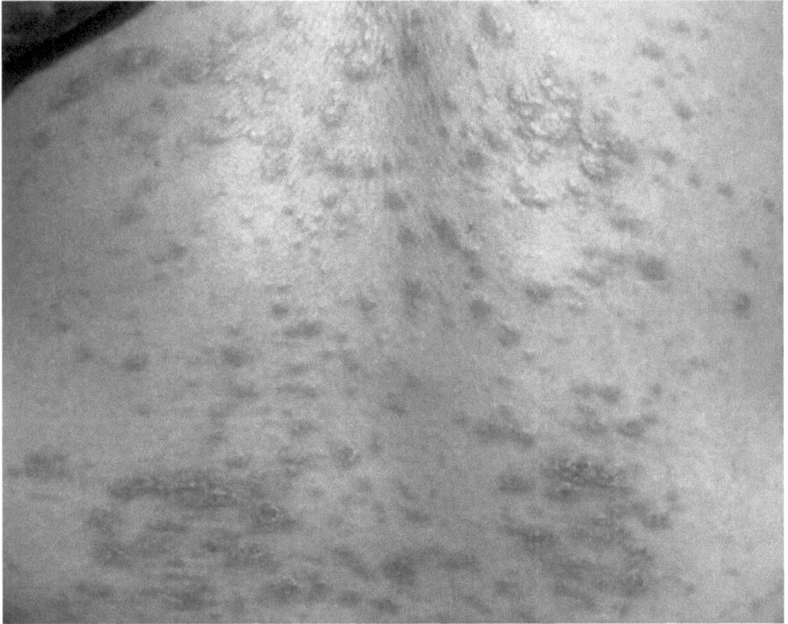

Lesões cutâneas no pulso e nas costas do paciente .

<u>Diagnóstico:</u>

Histopatogia:

As características histopatológicas clássicas da OLP incluem a degeneração liquefactiva da célula basal acompanhada pela apoptose dos queratinócitos, um infiltrado linfocitário denso em forma de banda na interface entre o epitélio e o tecido conjuntivo, áreas focais de epitélio hiperqueratinizado (que dão origem às estrias de Wickham clinicamente aparentes) e áreas ocasionais de epitélio atrófico onde a rete pegs pode ser encurtada e apontada (uma característica conhecida como rete pegs de dentes serrados). [35]Os corpos eosinófilos coloidais (corpos Civatte), que representam queratinócitos degeneradores, são frequentemente visíveis na metade inferior do epitélio de superfície. A degeneração dos queratinócitos basais e a perturbação dos elementos de ancoragem dos queratinócitos epiteliais BM e basais (por exemplo, hemi-desmosomas, filamentos, fibrilhas) enfraquecem a interface do tecido conjuntivo epitelial. Como resultado, podem formar-se fissuras histológicas (espaços Max-Joseph) e podem-se ver bolhas na mucosa oral (LP bolhosa) no exame clínico. As células B e os plasmócitos são descobertas pouco comuns.

Imunofluorescência directa:

A imunoglobulina ou depósitos complementares não são uma característica consistente da OLP. Em alguns casos, o fibrinogénio e a fibrina são depositados num padrão linear na zona BM. Os corpos coloidais contêm fibrina, IgM, C3, C4, e queratina. A laminina e a coloração de fibronectina podem estar ausentes em áreas de deposição pesada de fibrina e formação de corpos coloidais. Esta descoberta sugere danos de BM nestas áreas. Em OLP, a microscopia electrónica (EM) é utilizada principalmente como instrumento de investigação. A ultraestrutura dos corpos coloidais sugere que são queratinócitos apoptóticos, e estudos recentes utilizando o método de rotulagem final revelaram fragmentação de ADN nestas células. O EM mostra quebras, ramos, e duplicações do epitelial BM em OLP.[35]

Embora alterações citológicas possam ser detectadas em OLP, não é recomendado o uso de citologia esfoliativa. Alguns estudos mostram um aumento da incidência de infecção por *C. albicans* em doentes com OLP. A coloração periódica com ácido sulfúrico (PAS) de espécimes de biopsia e culturas candidatas ou esfregaços pode ser realizada.

Diagnóstico diferencial:

- Mastigação de bochechas/queratose africana

- Leukoplakia

- Reacções liquenóides

- Lúpus eritematoso

- Pênfigo, pênfigo de membrana mucosa, para pênfigo neoplásico

- Candidíase eritematosa

- Estomatite ulcerativa crónica, doença do enxerto vs. doença do hospedeiro.

Tratamento:

A LP cutânea normalmente limpa espontaneamente dentro de 1 a 2 anos, pelo que o tratamento tem como objectivo reduzir o prurido e o tempo de resolução. Para LP limitada, o tratamento de primeira linha é superpotente com esteróides tópicos (clobetasol 0,05%) duas vezes por dia durante 2 a 4 semanas. A resposta inadequada aos esteróides tópicos pode ser aumentada com injecções de esteróides intralesionais (triamcinolona 5 a 10 mg/mL). Para a punção lombar difusa, o tratamento de primeira linha é o corticosteróides orais diários (prednisona 30 a 60 mg) afunilados durante 2 a 6 semanas. Se não for observada qualquer alteração, a terapia de segunda linha deve ser considerada. A terapia de segunda linha pode incluir metronidazol (500 mg duas vezes por dia durante 3 a 8 semanas), sulfasalazina (500 mg duas vezes por dia aumentados em incrementos de 500 mg de 3 em 3 dias até atingir 2,5 gramas por dia, durante 3 a 6 semanas), isotretinoína (10 mg duas vezes por dia durante 2 meses), acitretina (30 mg por dia durante 8 semanas), PUVA, UVB, inibidores de calcineurina tópica, ou metotrexato (15 mg por semana para adultos, 0,25 mg/kg por semana para crianças). O tratamento de terceira linha pode incluir trimethoprim-sulfametoxazol, griseofulvina, terbinafina, antimaláricos, tetraciclinas, ciclosporina, micofenolato mofetil, azatioprina, etanercept, adalimumab, ou heparina de baixo peso molecular.[36,37]

Terapia com medicamentos

Os corticosteróides (CSs) são utilizados como terapia de primeira linha. A administração pode ser tópica, intralesional ou sistémica. As formas tópicas são mais amplamente utilizadas. A eficiência deste tipo de terapia em pacientes com OLP varia entre 30-75% para CSs moderada e altamente eficientes4, e 56-75% para propionato de clobetasol A administração local deste grupo de medicamentos representa um risco de desenvolvimento de candidíase oral e/ou taquifilaxia. As injecções intralesionais de acetonida de triamcinolona mostraram bons resultados nas formas erosivas de OLP refratária ao tratamento. Este tipo de aplicação é dolorosa e comporta o risco de atrofia das áreas tratadas e de absorção sistémica adversa do medicamento. A maioria dos efeitos secundários foram observados durante o tratamento prolongado com CS sistémica, incluindo o desenvolvimento da síndrome de Cushing, hipertensão, diabetes, úlceras gástricas; supressão do eixo hipotálamo-hipofisário; supressão imunitária; infecções fúngicas, etc. Por conseguinte, devem ser administrados apenas como indicado, em conformidade com os regimes estabelecidos para reduzir as reacções adversas aos medicamentos.

Cirurgia Convencional

A excisão de áreas patologicamente alteradas é indicada em lesões com dimensões limitadas, bem como em todos os casos de displasia histologicamente confirmada. A ampla excisão sob uma forma disseminada de OLP acarreta o risco de cicatrizes pós-operatórias que prejudicam a função.

- Fototerapia

A administração oral de 8-methoxypsoralen seguida de irradiação UVA (PUVA) tem um efeito positivo sobre o tratamento OLP severo e refractário. Devido ao seu potencial oncogénico, a terapia com PUVA foi substituída por métodos mais seguros de tratamento com luz. A terapia UVB de banda estreita (NB-UVB 311-313 nm) é eficiente, e provavelmente com um potencial menos maligno do que o PUVA.35 Kassem et al. conseguiram um efeito positivo na apresentação clínica da OLP erosiva, utilizando a terapia UVB.

O grupo de fototerapia também inclui tratamento utilizando vários tipos de lasers. Em pacientes com OLP, a cirurgia assistida por laser (ablação e excisão laser) e biomodulação laser (terapia laser de baixo nível - LLLT e terapia laser fotodinâmica - PDLT) podem ser aplicadas.

A utilização da ablação a laser no tratamento da OLP baseia-se no facto de o activador da agressão imunitária estar localizado intra-epitelialmente e a remoção da túnica epitelial a fim de eliminar o factor causal resulta na descontinuação do processo auto-imune auto-sustentável.[37]

Um método promissor para o tratamento de OLP sintomático é a chamada biomodulação laser. Foi demonstrado que a radiação laser de baixa intensidade tem efeitos analgésicos, anti-inflamatórios, regenerativos e outros.

 Uma série de estudos relatou resultados positivos em casos de OLP refractária ao tratamento medicamentoso após administração de ultravioleta41,42; KTP laser (532 nm)43; vermelho - 630 nm44, e laser infravermelho - 830 nm7; 904 nm45; 980 nm46. A eficácia do LLLT depende de alguns parâmetros tais como comprimento de onda, potência, intensidade, tempo de exposição, número e sequência de sessões, e por isso ainda é controversa.[36]

<u>Pemphigus</u>

<u>Introdução:</u>

O termo pênfigo deriva do grego "pemphix", que significa bolha ou bolha, e descreve um grupo de doenças epiteliais crónicas em que a produção de autoanticorpos IgG contra domínios extracelulares de proteínas de membrana celular de queratinócitos resulta em acantólise (a perda da adesão celular entre queratinócitos).[38] O pênfigo pode ser classificado em três formas principais: pênfigo vulgaris, pênfigo foliáceo e pênfigo paraneoplásico. Pemphigus vulgaris e pemphigus foliaceus são as formas clássicas de pênfigo originalmente caracterizadas.

Apresentam uma evolução crónica, com uma morbilidade e mortalidade significativas, bem como uma importante deterioração da qualidade de vida. Têm origem na produção de autoanticorpos patogénicos (geralmente da classe IgG) dirigidos contra diferentes proteínas de desmosomas (desmogleins). A união destes auto-anticorpos aos componentes do desmosoma compromete a adesão intraepidérmica, levando à acantólise e formação de vesículas, bolhas e erosões na pele e/ou membranas mucosas.[38.39]

<u>Epidemiologia:</u>

As estimativas de incidências de pênfigo variam substancialmente em todo o mundo. Pemphigus vulgaris é o subtipo mais comum de pênfigo na Europa, Estados Unidos e Japão; afecta preferencialmente as mulheres, e a maioria dos doentes tem entre 50-60 anos de idade no início da doença. Pemphigus foliaceus é o tipo mais comum observado na América do Sul e no Norte de África devido à forma endémica, com predisposição sexual diferente entre as regiões e uma ocorrência preferencial em adultos jovens. Estas diferenças no aparecimento da doença podem estar relacionadas com factores genéticos, hormonais e ambientais.

Fisiopatologia:

Pemphigus vulgaris é causado por auto-anticorpos que visam proteínas queratinócitas (desmogleins). Acantólise em que há uma perda de adesão queratinócito a queratinócito induzida pela ligação de auto-anticorpos de imunoglobulina G (IgG) circulantes a moléculas de adesão intercelular. A acantólise é observada devido aos auto-anticorpos que destroem as ligações intracelulares levando a bolhas que podem facilmente romper-se. Uma "hipótese de supercompensação" foi recentemente apresentada por Sinha et al. propõe que factores adicionais podem também desempenhar um papel na PV. Foram sugeridos múltiplos mecanismos de acantólise induzida por anticorpos, incluindo a indução de transdução de sinal e a inibição da função da molécula adesiva através de obstáculos estéreis, o que pode desencadear a separação celular. Foi encontrada em doentes com PV, a presença de auto-anticorpos contra desmoglein 1 (Dsg 1) e desmoglein (Dsg 3). Desmogleins são glicoproteínas transmembranas que são parte integrante dos desmosomas, que em parte são necessárias para a adesão de células. [38]Didona et al. reviram a forma como IgG liga as desmogleins com mais detalhe. Os alvos mais comuns no desmoglein para os anticorpos IgG são os domínios extracelulares de caderina, que podem resultar na perda das propriedades adesivas do desmosoma, vias de sinalização que desencadeiam a endocitose e o esgotamento, e inibição directa das trans-interacções Dsg 3.

A PV demonstrou ter uma componente genética, embora os casos familiares sejam pouco comuns. Verificou-se que os doentes com PV têm uma maior frequência de parentes não-sintomáticos de primeiro grau com anticorpos PV-IgG circulantes do que os que têm controlos saudáveis. A exposição a certos medicamentos como a penicilamina e o captopril podem desencadear o FV. Tal desencadeamento pode acontecer através dos efeitos na ligação a moléculas envolvidas na adesão celular, influência nas enzimas que medeiam a agregação de queratinócitos, e moléculas envolvidas na célula e estimulando a formação de neoantigénios.[38] Além disso, agentes anti-inflamatórios não esteróides, penicilina, cefalosporinas também têm sido associados à PV induzida por drogas.

Tipos clínicos: [39]

Pemphigus vulgaris

Causado pela resposta auto-imune humoral; os três subtipos são:

- Tipo mucosal-dominante (envolvimento cutâneo limitado): bolhas nas camadas profundas da mucosa oral devido a autoanticorpos anti-desmoglein 3 IgG.

- Tipo mucocutâneo (tanto a mucosa como o envolvimento cutâneo): bolhas nas camadas profundas da mucosa oral e da epiderme, devido a autoanticorpos anti-desmoglein 3 e anti-desmoglein 1 IgG, respectivamente

- Tipo cutâneo (só envolvimento cutâneo): bolhas nas camadas profundas da epiderme devido à anti-desmogleina 1 e autoanticorpos patogénicos fracos da anti-desmogleina 3.

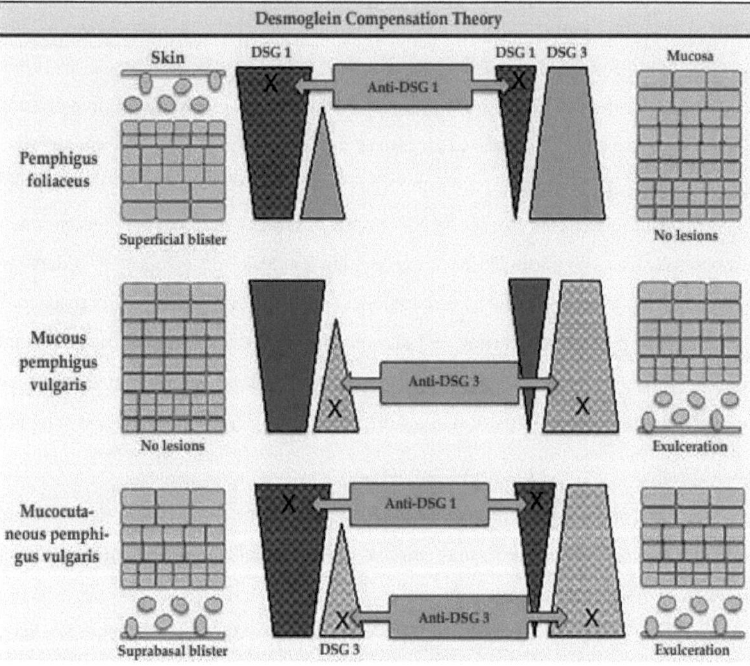

Figura: Teoria da compensação Desmoglein. Os diferentes padrões de distribuição de Dsg1 e Dsg3 na pele e mucosa estão representados. No pênfigo foliáceo, os anticorpos anti-Dsg1 IgG causam bolhas superficiais na pele, uma vez que Dsg3 compensa Dsg1 não funcional na epiderme profunda; não há lesões mucosas, uma vez que a adesão é mediada principalmente por Dsg3. No pênfigo vulgar da mucosa, os anticorpos anti-Dsg3 IgG não causam danos na pele porque Dsg1 compensa a disfunção de Dsg3; contudo, existe uma lesão da mucosa porque, ao contrário da pele, a baixa concentração de Dsg1 nas mucosas não é suficiente para compensar a disfunção de Dsg3. No pênfigo mucocutâneo, a presença de anticorpos IgG anti-Dsg1 e anti-Dsg3 causa lesões tanto na pele como na mucosa.[39]

Pemphigus foliaceus

Causado por respostas autoimunes tanto humorais como celulares; bolhas cutâneas e mucosas devido a autoanticorpos anti-desmoglein 3 e/ou anti-esmoglein 1 IgG em combinação com dermatite de interface (vacuolização de células basais, apoptose de queratinócitos, células disqueratósicas (células com queratinização anormal) e inflamação na junção dérmico-epidérmica) ou reacção liquenóide oral grave (inflamação crónica da mucosa oral) devido a células T auto-reactantes.

Variantes de Pemphigus

- Pemphigus vegetans

variante de pemphigus vulgaris com vegetações fungóides (áreas erodidas não cicatrizam como habitualmente mas formam crescimento papilomatoso da epiderme) caracterizado por autoanticorpos anti-desmoglein 3 IgG

- Pênfigo eritematoso

variante de pênfigo foliáceo com envolvimento localizado, principalmente na face e parte superior do peito e costas, mediada por autoanticorpos anti-desmoglein 1 IgG

- Ourivesaria Fogo

uma forma endémica de pênfigo foliáceo encontrada em áreas rurais no Brasil que se caracteriza por autoanticorpos anti-desmoglein 1 IgG

- Herpetiforme pemphigus

subtipo caracterizado por pequenas vesículas e pústulas e principalmente anti-esmoglein 1 IgG autoanticorpos

- Pênfigo induzido por drogas

Manifestação oral:

As lesões orais são a primeira manifestação em 50%-70% dos casos e ocorrem em 90% dos doentes durante o curso da doença. Caracterizam-se por erosões dolorosas; as bolhas raramente estão intactas, provavelmente porque são frágeis e quebram-se facilmente. As áreas mais afectadas são a mucosa bucal e palatina, os lábios e os gengivais. As erosões são múltiplas e estão presentes em diferentes tamanhos e formas irregulares; estendem-se de forma periférica e há normalmente um atraso na re-epitelização. As vesículas flácidas nas gengivas, língua e palato evoluem rapidamente para erosões e ulcerações com margens indistintas e desprendimento periférico do epitélio da mucosa (signo de Nikolsky). O signo de Nikolsky, caracterizado pelo descolamento epidérmico causado pela pressão mecânica na borda de uma bolha ou pele normal, está normalmente presente em PV. As bolhas também podem ser estendidas por pressão vertical sobre uma bolha intacta, chamada sinal de Asboe-Hansen ou sinal de Nikolsky II. [36]Estes sinais representam clinicamente acantólise ou perda de adesão celular e não são específicos para PV; podem estar presentes noutras formas de pênfigo e em necrólise epidérmica tóxica. O envolvimento gengival manifesta-se principalmente como gengivite desquamativa. As lesões podem estender-se até à borda vermelhão dos lábios, formando uma crosta hemorrágica fissurada. [39]As lesões orais tornam a alimentação difícil, prejudicando o estado geral e nutricional. As bolhas orais têm um telhado muito fino e rompem-se facilmente devido a traumas orais, dando origem a múltiplas úlceras crónicas e dolorosas e erosões que cicatrizam com dificuldade. Os doentes relatam dores na cavidade oral e uma sensação de ardor, especialmente quando consomem alimentos picantes ou ácidos. Erosões múltiplas e persistentes aparecem na mucosa oral durante as fases iniciais da doença.

Manifestação dermatológica:

O envolvimento cutâneo pode ser localizado ou generalizado. A maioria dos pacientes desenvolve bolhas flácidas de conteúdo claro sobre pele normal ou eritematosa. As bolhas quebram-se facilmente, resultando em erosões dolorosas que sangram facilmente. As lesões cutâneas podem ser observadas em qualquer local, mas há uma predilecção pelo tronco, virilha, axilas, couro cabeludo e face; as palmas das mãos e a sola das mãos são normalmente poupadas. Estas erosões tornam-se cobertas por crostas, sem tendência a sarar. A cura é geralmente sem cicatriz, mas podem ser observadas alterações pigmentares. Devido à abundância de desmogleins no folículo piloso, o couro cabeludo é normalmente afectado em PV.

Pemphigus vegetans é uma rara variante clínica da PV, representando 1%-2% de todos os casos de pemphigus. Manifesta-se através de placas vegetantes com tecido de granulação excessiva e crostas, especialmente nas áreas intertriginosas, face e couro cabeludo. Dois subtipos clínicos são descritos: o tipo Neumann de pemphigus vegetans, que é considerado severo e geralmente começa como PV com vesículas e bolhas que se rompem para formar erosões hipertróficas, evoluindo para massas vegetantes exsudativas, e o tipo Hallopeau de pemphigus vegetans, uma forma mais suave do que começa com pústulas que se rompem e evoluem para erosões vegetantes.[39] O pênfigo neonatal ocorre em 30% a 45% das crianças portadoras de PV, pela passagem dos anticorpos maternos para o feto através da placenta. Manifesta-se por vesículas, bolhas e erosões desde o nascimento, e o envolvimento de membranas mucosas é raro.[38]

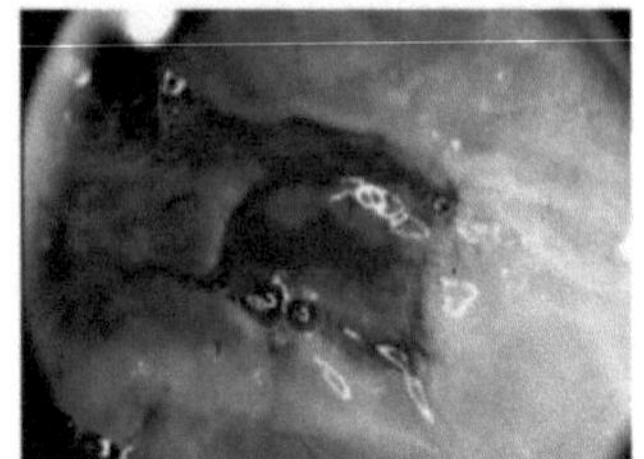

Figure 1: Erosion of buccal mucosa after rupture of blister roof.

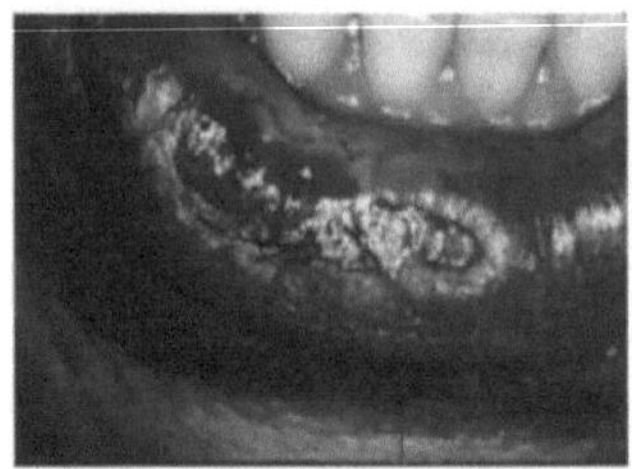

Figure 3: Erosions on lower lip after disappearance of blister roofs.

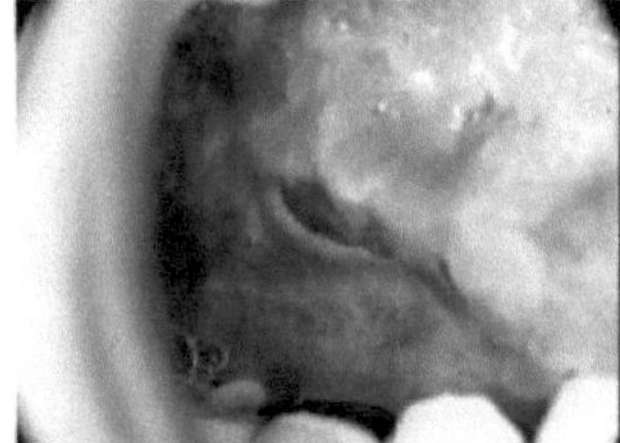

Figure 2: Involvement of ventral tongue in PV.

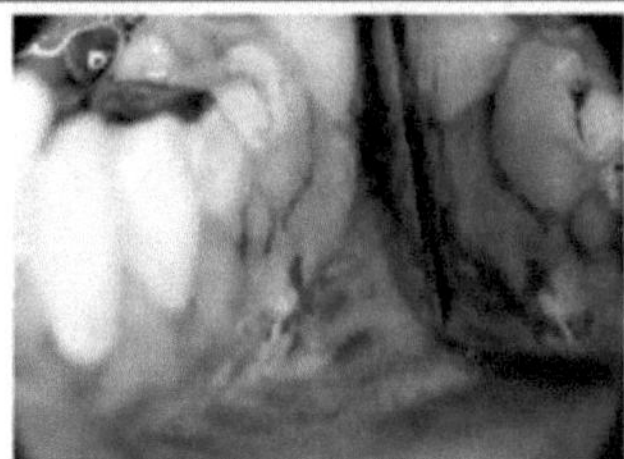

Figure 4: Involvement of free and attached gingiva in PV.

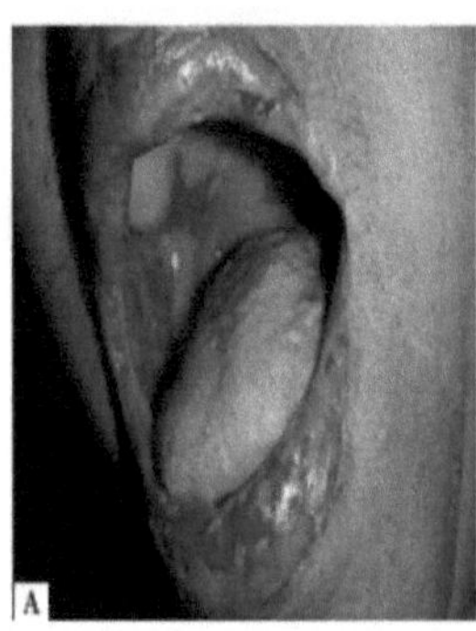

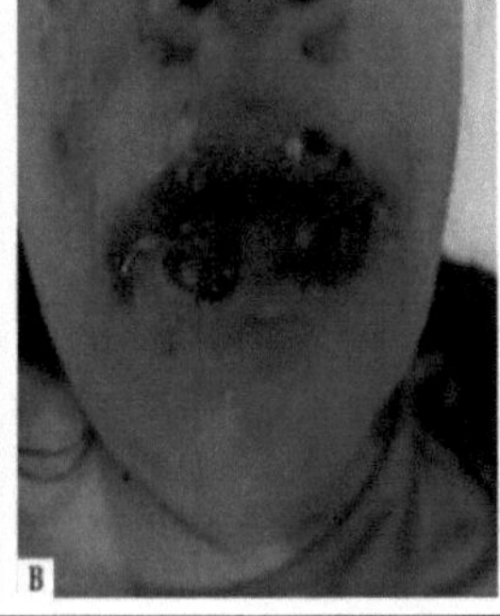

FIGURE 4: A. Vesicles, blisters, and exulcerations on the lips. Exulcerations in the buccal and palate mucosa; B. Serohematic exulcerations and crusts on the lips

O pênfigo neonatal é transitório e tende a desaparecer espontaneamente dentro de três semanas, uma vez que resulta da transferência de anticorpos que são progressivamente eliminados.

Diagnóstico diferencial:

Doenças auto-imunes: pemfigoide bolhoso, pemfigoide de membrana mucosa, pemfigoides de líquen plano, pemfigoide anti-p200, epidermólise bolhosa acquisita, dermatose bolhosa linear IgA e lúpus eritematoso bolhoso

- Doenças infecciosas: síndrome da pele escaldada estafilocócica, impetigo bolhoso e estomatite herpética aguda

- Doenças genéticas: Doença de Hailey-Hailey

- Outros: estomatite afta, eritema multiforme, síndrome de Stevens-Johnson, necrólise epidérmica tóxica, erupção grave de drogas, líquen plano, doença do enxerto contra hospedeiro, doença de Grover (dermatose acantolítica transitória), dermatite seborreica e dermatose pustulosa subcorneana

Diagnóstico:

Os espécimes de biopsia Histopatologia-Lesional de todos os tipos de pênfigo apresentam acantólise, que pode progredir para a formação de bolhas intra-epiteliais.

Em pemphigus vulgaris, um "efeito túmulo", que é a presença de queratinócitos basais residuais na zona da membrana do porão, pode ser visto no local do chão da bolha. [40]O exame histopatológico indica o nível de clivagem epidérmica (suprabasal ou intramalpighiano).

O seu conteúdo pode muitas vezes perder-se durante o processamento histológico ou células inflamatórias, com predominância de neutrófilos e, eventualmente, alguns eosinófilos podem ser observados.

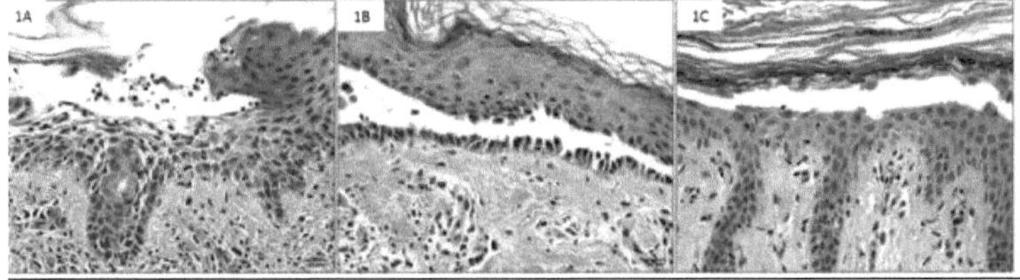

A formação de bolhas em dermatite espongiosa (eczematosa) mostra a separação de queratinócitos (A). A um poder superior, podem ser vistas pontes celulares retidas (inset). Pemphigus vulgaris mostrando acantólise logo acima dos queratinócitos basais (B). Pemphigus foliaceus demonstrando acantólise superficial característica (C).

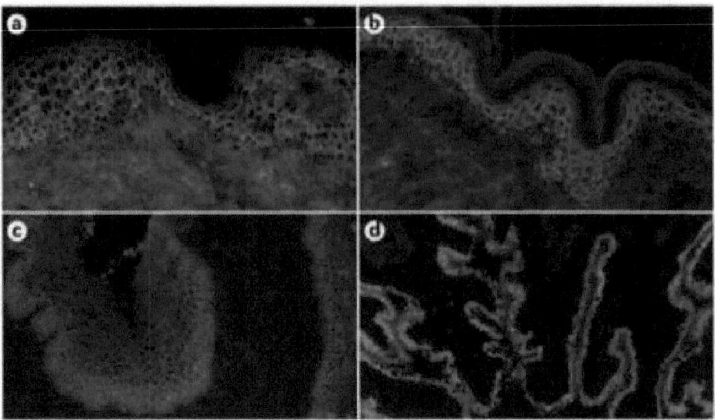

Figura:Microscopia de imunofluorescência directa de biopsias de pele de doentes com pênfigo vulgar (parta) e pênfigo foliáceo (parte b) revela uma coloração intercelular de anticorpos IgG. A microscopia de imunofluorescência indirecta de um esófago de macaco exposto ao soro de um doente com pênfigo vulgaris mostra uma coloração epitelial da superfície intercelular de IgG (parte c). A microscopia de imunofluorescência indirecta de uma bexiga de rato exposta ao soro de um doente com pênfigo paraneoplásico apresenta uma coloração intercelular epitelial e citoplasmática (parte d).[40]

A microscopia de imunofluorescência directa da biopsia de perilesional é o teste de diagnóstico mais fiável e sensível para todas as formas de pemphigus. Tanto no pemphigus vulgaris como no pemphigus foliaceus, os anticorpos IgG, e ocasionalmente complementam a proteína C3, depositam-se na superfície celular e são visíveis como um padrão tipo favo de mel. Em alguns casos de pênfigo paraneoplástico, um depósito adicional de imunoreactantes (IgG ou C3) pode ser visto ao longo da junção dérmico-epidérmica num padrão semelhante a uma banda. De notar que podem ser possíveis resultados falso-negativos no pênfigo paraneoplásico devido a tecido necrótico ou infiltrados inflamatórios densos.[41]

A microscopia de imunofluorescência indirecta utilizando esófago de macaco ou cobaia ou pele humana como substratos permite uma detecção semi-quantitativa de autoanticorpos IgG séricos que se ligam ao epitélio num padrão intercelular. No pênfigo paraneoplástico, os auto-anticorpos circulantes podem também manchar a zona da membrana basal e ligar-se ao epitélio de transição rico em plaquetas da bexiga do rato.

O teste serológicoELISA é um método muito sensível e específico que permite a detecção de autoanticorpos IgG anti-Dsg1 (PV mucocutâneo) e anti-Dsg3 (PV da mucosa) em mais de 90% dos doentes que utilizam Dsg1 e Dsg3 recombinantes.[40,41] É um método quantitativo cujo resultado mostra uma boa correlação com a gravidade clínica, e pode ser útil para o acompanhamento de doentes. Imunoblotting e imunoprecipitação são outros testes serológicos disponíveis; contudo, devido à sua complexidade e custo, não são muito úteis na prática clínica, sendo mais utilizados na investigação.

Gestão:

A maioria das terapias visa melhorar os sintomas através da redução de auto-anticorpos séricos, quer directamente, quer através da supressão imunitária generalizada. As directrizes publicadas para a terapia do pênfigo dependem sobretudo do consenso de especialistas129-131 , dada a escassez de ensaios clínicos aleatórios com amostras de grandes dimensões e métodos rigorosos de aleatorização132 . O objectivo da fase inicial da terapia é o controlo da doença, o que significa prevenir a formação de novas bolhas e iniciar o processo de cura das existentes. A fase inicial termina quando não aparecem novas bolhas durante 2 semanas e a maioria das lesões existentes já sararam (controlo de doenças). Este momento marca geralmente uma mudança no regime terapêutico e o fim da fase de consolidação da terapia. Geralmente, os pacientes com pênfigo vulgar e pênfigo foliáceo respondem aos mesmos tipos de terapia que os descritos abaixo. Contudo, os pacientes com pênfigo paraneoplásico são notoriamente refractários à terapia. A terapia para o pênfigo paraneoplásico visa melhorar tanto o ataque mediado por células T como o ataque mediado por células B aos tecidos epiteliais, embora a imunossupressão combinada de células T e células B esteja associada a um elevado risco de infecções.

Corticosteróides sistémicos:

O tratamento de primeira linha durante a fase inicial da terapia são os corticosteróides, devido ao seu efeito rápido (dentro de dias). Os regimes de dose dividida (duas a três vezes por dia) não foram directamente comparados com os regimes uma vez por dia em ensaios de pênfigo, mas estão anedotamente associados a um melhor efeito terapêutico em casos refractários, à custa potencial de uma maior supressão adrenal. O rápido efeito terapêutico dos corticosteróides é atribuído ao aumento da transcrição de desmogleins e outras moléculas de adesão celular, o que contraria a interferência induzida pelo auto-anticorpo com a função adesiva do desmoglein. [40]Assim, os corticosteróides tópicos e intralesionais podem ser utilizados como terapia adjuvante ou mesmo como monoterapia em doenças leves localizadas.

No final da fase de consolidação da terapia, a maioria dos clínicos começa a afinar os esteróides. Aproximadamente metade dos pacientes recairá durante a conicidade dos esteróides, enquanto que metade alcançará a remissão completa da terapia após uma duração média de tratamento de 3 anos. São prescritos medicamentos imunossupressores com esteróides de reserva se os doentes recaírem durante esta fase, e também podem ser utilizados na fase inicial da terapia em doentes com doença grave que provavelmente necessitarão de tratamentos adjuvantes ou que têm um risco acrescido de efeitos adversos dos corticosteróides.

Micofenolato mofetil e azatioprina:

 Os micofenolatos micofenolatos mofetil e azatioprina são considerados como terapias imunossupressoras adjuntivas de primeira linha em pênfigo e demonstram uma segurança e eficácia aproximadamente comparáveis. O micofenolato mofetil mostrou respostas de tratamento mais rápidas e mais duradouras que o placebo quando adicionado ao regime de prednisona, contudo, estes resultados não foram reproduzidos noutro ensaio aleatório. O efeito de pulverização de esteróides da azatioprina foi confirmado independentemente. A azatioprina pode causar uma supressão da medula óssea potencialmente fatal. A sensibilidade do doente à azatioprina pode ser estimada medindo a actividade enzimática da tiopurina metiltransferase, a proteína que inactiva análogos purínicos como a azatioprina.[40]

Rituximab

Os ensaios prospectivos com rótulo aberto de rituximab (com ou sem imunoglobulina intravenosa) e metanálises, apoiaram a notável eficácia do rituximab em pênfigo, com 59-100% dos pacientes a conseguirem uma remissão clínica completa após o tratamento, um tempo médio de remissão clínica de 3-6 meses e uma duração média de remissão de 15-19 meses. A terapia com rituximab no início do tratamento da doença pode estar associada a uma melhor resposta clínica. As taxas de remissão após a terapia com rituximab variam entre 40% e 81% e geralmente aumentam com a duração do seguimento. Durante o seguimento a longo prazo, 35-45% dos pacientes com pênfigo tratados com rituximab permanecem em completa remissão clínica da doença quando não recebem terapia sistémica com taxas tão altas como 100% num pequeno estudo de rituximab e imunoglobulina intravenosa como tratamentos adjuvantes.[40] O rituximab é geralmente bem tolerado, e os eventos adversos graves são raros. As reacções de infusão, que podem ser reduzidas com a administração prévia de analgésicos, anti-histamínicos e corticosteróides, incluem anafilaxia, febre, hipotensão, arrepios, dores de cabeça, náuseas, prurido, e erupções cutâneas. Além disso, neutropenia, hipogamaglobulinemia, e infecções, incluindo sepse, raramente são relatadas.

Metotrexato

Com uma acção anti-inflamatória e inibição da proliferação celular através da inibição da dihidrofolato redutase, pode ser uma opção adjuvante no tratamento da PV na dose de 10 a 20mg/semana em caso de falha terapêutica de outros adjuvantes. Os efeitos secundários mais frequentes são a intolerância gastrointestinal, a toxicidade hematológica, e a infecção.

Dapsone

Este medicamento tem acção anti-inflamatória e anti-TNF, e pode ser experimentado como medicamento adjuvante no PV, numa dose de 50 a 200mg/dia, por via oral, com relatos contraditórios na literatura. Os seus efeitos secundários são normalmente dose-dependentes e reversíveis.

Cyclosporine

Em casos raros, o inibidor de calcineurina com potente acção imunossupressora sobre linfócitos B e T demonstrou ser eficaz como adjuvante no tratamento da PV na dose de 3 a 5mg/ kg/dia, VO ou IV. Recentemente, tem sido muito pouco utilizado para o tratamento FV.

Imunoglobulina humana intravenosa (IVIG)

Derivado de um conjunto de doadores, o seu modo de acção em PV é complexo, com vários mecanismos actuando sinergicamente: remove selectivamente anticorpos patogénicos; altera a expressão e função dos receptores Fc; afecta a activação, diferenciação e funções effector das células T e B; e interfere com a activação de citocinas e complemento. A sua vantagem é o perfil de segurança, com poucos efeitos secundários (dor de cabeça, dispneia, taquicardia, e desconforto abdominal). É utilizado em PV que não responde a outros tratamentos ou quando existem efeitos secundários graves, e demonstrou ser eficaz em alguns casos com uma dose de 0,4g/kg/dia durante cinco dias, sempre como coadjuvante da terapia com corticosteróides uma vez por mês. É um medicamento bastante caro, e em média são necessários três a seis ciclos. Pode ser utilizado em mulheres grávidas

Terapia de pulso...

A terapia de pulso Os corticosteróides também podem ser administrados sob a forma de terapia de pulso nos casos em que o controlo com prednisona acima de 1 mg/ kg/dia não pode ser alcançado. A metilprednisolona (1 g/dia IV) e a dexametasona (300 mg/dia IV) são utilizadas, ambas durante três dias consecutivos. A vantagem da terapia de pulso é que permite uma redução mais rápida da dose de prednisona, minimizando os efeitos secundários.

Embora os corticosteróides sejam bastante eficazes no controlo da PV na maioria dos pacientes, têm efeitos secundários frequentes e potencialmente graves. Os mais importantes são a hipertensão arterial, diabetes mellitus, infecções cutâneas e sistémicas, úlcera gástrica, osteoporose, necrose da cabeça femoral, glaucoma, e catarata de cortisona. Os efeitos secundários dos corticosteróides são parcialmente responsáveis pela morbilidade e mortalidade da doença; são também frequentemente responsáveis por aumentar a frequência de consultas, testes laboratoriais e hospitalizações. Todos os doentes devem receber protectores da mucosa gástrica e suplemento de vitamina D. A fim de minimizar estes efeitos secundários e a morbilidade e mortalidade da PV, e ao contrário do que foi defendido há algumas décadas, actualmente recomenda-se que a dose diária de prednisona não exceda 1,5mg/kg/dia, pois com doses mais elevadas a probabilidade de infecção da pele e evolução para a septicemia (a principal causa de morte destes pacientes) aumenta progressivamente.[37,38]

Plasmaférese e imunoadsorção

Plasmaférese, envolvendo troca de plasma com albumina ou plasma fresco congelado, ou imuno-adsorção extracorporal com proteína A (um componente de parede celular estafilocócica que liga IgG) para remover selectivamente anticorpos IgG do soro podem ser eficazes em anticorpos IgG severos ou refractários

pemphigus. IgG tem uma semi-vida sérica de 3 semanas, uma propriedade que contribui para o atraso de 3 meses na resposta ao tratamento na maioria das terapias de pênfigo. uma terapia racional para o pênfigo grave seria combinar plasmaferese ou imuno-adsorção (para redução imediata dos níveis de auto-anticorpos patogénicos) com um regime de rituximab subsequente (para controlo de doenças a longo prazo), embora esta abordagem ainda não tenha sido testada em ensaios clínicos aleatórios.

Avanços recentes :

Novos medicamentos imunobiológicos anti-células-B estão a ser investigados na investigação clínica relativamente à sua eficácia, segurança, e custo para os doentes com PV. Estes incluem veltuzumab (anticorpo de administração subcutânea anti-CD20), obinutuzumab, ofatumumab, ocaratuzumab, PRO 121921, anti-BAFF, e anti-BAFF-R.[41]

Pemphigoid - Membrana mucosa e pemphigoid Bullous

Introdução:

O MMP foi inicialmente diferenciado do pênfigo e do pênfigo bolhoso por Walter Lever em 1953 que nomeou a doença de MMP benigna e pênfigo conjuntivoe. Relatórios anteriores que mencionaram a doença estão disponíveis por Wichmann (1798), Cooper (1858), Morris e Roberts (1889), e Thost (1911). O pemfigoide de membrana mucosa (MMP) é uma doença rara pré-dominante da mucosa subepidérmica que envolve a mucosa oral, conjuntiva, tecidos anogenitais e o tracto aerodigestivo superior, com envolvimento cutâneo ocasional. O pemfigoide de membrana mucosa (MMP) é um grupo heterogéneo de doenças auto-imunes subepiteliais/subepidérmicas com envolvimento predominante de mucosas superficiais fechadas. Como doença pemfigoide, a MMP é caracterizada por auto-anticorpos contra componentes da zona da membrana basal (BMZ) da epiderme/epitélio. O principal antigénio alvo na MMP é BP180 (colagénio tipo XVII). Em 10-20% dos doentes, é encontrada reactividade contra a laminina 332 e em menos de

5%, o colagénio tipo VII é reconhecido. [42]A MMP tem sido definida como doença pemfigoide com lesões predominantes na mucosa.

Mais frequentemente, a cavidade oral e conjuntivas estão envolvidas, seguidas pela nasofaringe e genitália, e mais raramente, laringe, esófago, e traqueia. Em cerca de um quarto dos doentes, podem ocorrer lesões cutâneas adicionais e na sua maioria leves. A MMP tem uma elevada carga de doença com complicações que ameaçam a vida, tais como obstrução das vias respiratórias e estrangulamentos do esófago. [42]De notar que a cicatrização conjuntival leva frequentemente a uma visão deficiente que pode progredir para a cegueira. O uso de sinónimos anteriores como o pemphigoid cicatricial ou MMP benigno já não é recomendado. O termo pemfigoide cicatricial pode ser aplicado para a doença pemfigoide rara sem lesões mucosas predominantes em que as lesões cutâneas cicatrizam com cicatrizes. Os termos pemphigoid oral e pemphigoid ocular são aplicados a doentes com envolvimento exclusivo oral e conjuntival, respectivamente.

Epidemiologia:

O MMP é uma doença rara e a informação sobre a sua frequência está limitada a certas regiões geográficas. Nos anos 90, a sua incidência foi estimada em 1,3 e 2,0/milhões/ano em França e na Alemanha, respectivamente. Mais tarde, a incidência foi calculada em 2,0/milhões/ano em regiões bem definidas do Sul e Norte da Alemanha, respectivamente. A incidência mínima de MMP ocular foi calculada em 0,8/milhão/ano no Reino Unido, e 0,7/milhão/ano na Austrália e Nova Zelândia, respectivamente. Apenas um estudo abordou a prevalência de MMP relatando 24,6 pacientes/milhão, ou seja, cerca de 2.000 pacientes na Alemanha em 2014. As mulheres parecem ser afectadas com maior frequência, com uma proporção de mulheres para homens de quase 2:1. O MMP surge principalmente na meia-idade tardia e na velhice, geralmente entre os 60 e os 80 anos de idade. Crianças e adolescentes são raramente afectados com uma prevalência de 1,6/milhões em menores, totalizando cerca de 125 crianças e adolescentes numa população de 81 milhões na Alemanha. Não é conhecida até à data qualquer predilecção racial ou geográfica no MMP.[42]

Fisiopatologia:

A patogénese do MMP não foi adequadamente elucidada. Contudo, investigações in vitro, e in vivo, poderiam lançar alguma luz sobre o impacto patogénico dos auto-anticorpos na MMP . A resposta inflamatória na MMP é actualmente compreendida devido à perda de tolerância às proteínas BMZ que resulta na geração de plasmócitos que produzem auto-anticorpos IgG e/ou IgA circulantes. A presença de ambos os isótipos dirigidos contra a laminina 332 ou BP180 estava ligada a uma doença mais extensa. A doença mais grave foi também reconhecida com autoanticorpos dirigidos contra múltiplos epitopos na BP180.[42,43]

Manifestações orais:

A mucosa oral é o sítio que está mais frequentemente envolvido (em 85% dos pacientes). A mucosa oral é geralmente o sítio inicial da MMP e as lesões gengivais são com 80% da manifestação oral mais comum. Os sítios intra orais incluem a mucosa bucal (58%), palato (26%), rebordo alveolar (16%), língua (15%) e lábio inferior (7%). A gengivite desquamativa pode variar desde o eritema gengival localizado até à inflamação generalizada com bolhas ou ulceração.[42] Os doentes queixam-se frequentemente de dor, dor, com ingestão de alimentos, sangramento e sensação de descamação.

A gengivite despamativa é a principal característica oral do MMP, mas o MMP não é a única causa da gengivite despamativa. A gengivite envolvida pode apresentar desde manchas vermelhas suaves, dispersas e minúsculas até eritema generalizado com aparências vidradas típicas, que provocam a perda de estilhaços, tornando depois a gengivite lesionada suave e inchada, estendendo-se apicalmente para as mucosas alveolares.

Além disso, podem ocorrer vesículas e/ou bolhas em qualquer parte da mucosa oral, incluindo a orofaringe. As bolhas rompem-se facilmente, transformando-se em erosões com forma irregular, que são frequentemente cobertas por uma pseudo membrana amarelada e rodeadas por uma auréola inflamatória. As mucosas palatais, bucais e da língua podem também estar envolvidas, enquanto que as lesões nos lábios raramente ocorrem. Apesar da dor crónica e da disfunção da mastigação, as lesões orais raramente apresentam cicatrizes.[42]

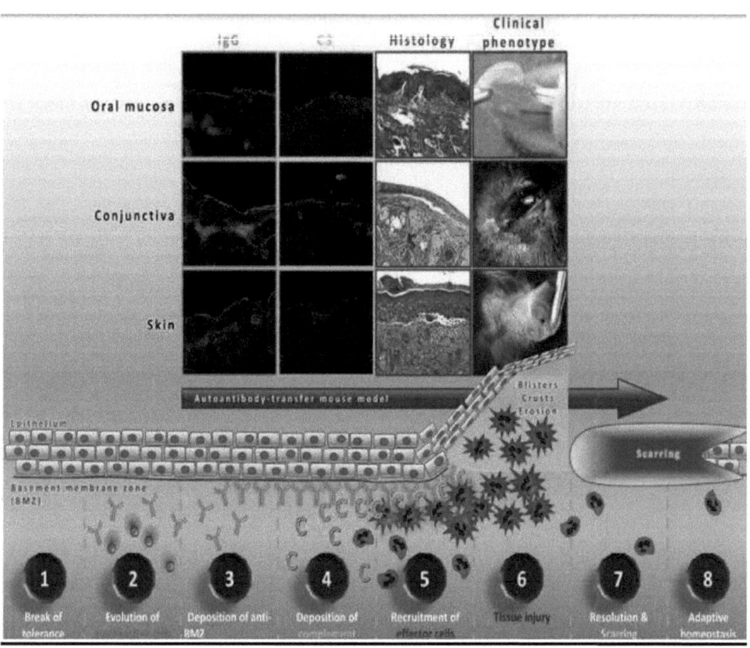

Figura: Patofisiologia do pemfigoide da membrana mucosa (MMP). Após mecanismos desconhecidos, ocorre a quebra de tolerância (1) evolução e expansão das células T e B autoreactivas (2). A activação das células T e B leva à produção de auto-anticorpos contra proteínas estruturais do epitelial/epidérmico BMZ (3). Subsequentemente, o complemento é activado ao longo da BMZ (4) melhorando o recrutamento de células inflamatórias, tais como neutrófilos, eosinófilos, macrófagos e células T (5). Granulócitos e macrófagos libertam espécies reactivas de oxigénio e proteases específicas que medeiam a divisão dentro da BMZ, resultando em lesões nos tecidos com formação de bolhas, crostas e erosões (6). Posteriormente, a inflamação pode finalmente chegar à homeostase, mas a fibrose e as cicatrizes persistem (7,8). O modelo de rato autoanticorpo de transferência de anti-laminina 332 MMP imita esta sequência de eventos, excepto nas duas fases mais precoces.[43]

Manifestações dermatológicas:

As lesões cutâneas ocorrem em 20~35% dos pacientes, geralmente no tronco superior e cabeça, que inclui a face, pescoço, couro cabeludo, axila, ombros, bem como extremidades inferiores. As lesões cutâneas podem assemelhar-se às de pemfigoide bolhoso e epidermólise bullosa acquisita mas geralmente não são extensas e cicatrizam com cicatrizes e formação de milia.

A maioria dos pacientes manifesta-se com inflamação crónica ou subaguda e cicatrizes lentamente progressivas. O sinal precoce habitual de MMP é descrito como cicatrização cantal medial com perda da plica e do carúnculo. Por vezes, a cicatrização linear no sulco marginal também se apresenta precocemente na MMP. Noutros pacientes, observa-se fibrose reticular subepitelial, infiltração da conjuntiva tarsal e bulbar e encurtamento das fornices. [42]

Em fases posteriores, doentes presentes com simbolfáron e entropion cicatricial, seguidos de anquiloblefáron e cicatrização dos ductos lacrimais. As lesões oculares tornam-se frequentemente bilaterais no prazo de 2 anos. Todos os doentes com MMP devem ser encaminhados para um oftalmologista experiente em MMP para reconhecer alterações subtis através de um exame com lâmpada de fenda, e para medir a profundidade inferior do fórnix, que é considerada como um parâmetro clínico objectivo para a actividade da doença.

A faringe (20%), a laringe (20%), o esófago (5~15%), e a região anogenital (20%) são afectadas com menos frequência. A mucosa da cavidade nasal é afectada em pelo menos 35% dos doentes. As manifestações variam desde eritema quase visível a erosões e ulcerações. As erosões e úlceras nasais são geralmente cobertas por crostas hemorrágicas. As lesões nasais cicatrizam frequentemente com cicatrizes que acabam por levar à perfuração do septo nasal. Os sintomas incluem ressecamento, epistaxe, dificuldade de respiração nasal, e aparecimento de material hemorrágico ao soprar o nariz.

<u>Penfigóide bolhoso:</u>

O pemfigoide bolhoso (PB) é uma doença de pele crónica, auto-imune, subepidérmica, com bolhas, que raramente envolve membranas mucosas. Caracteriza-se pela presença de autoanticorpos de imunoglobulina G (IgG) específicos para os antigénios de pemfigoide bolhoso hemidesmosomal BP230 (BPAg1) e BP180 (BPAg2).[43] Os auto-anticorpos IgG ligam-se à membrana do porão da pele e activam o complemento e os mediadores inflamatórios.

Pensa-se que a activação do sistema complemento desempenha um papel crítico na atracção de células inflamatórias para a membrana do porão. Estas células inflamatórias, por sua vez, são postuladas para libertar proteases, que degradam as proteínas das hemidesmossomais e levam à formação de bolhas. Os eosinófilos estão caracteristicamente presentes, embora a sua presença não seja um critério de diagnóstico absoluto.

Características clínicas:

 O pemfigoide bolhoso é basicamente uma doença de pessoas idosas, sendo que aproximadamente 80% dos pacientes têm mais de

60 anos de idade. No entanto, pode ocorrer mais cedo na vida. Parece não haver predilecção pelo género.

As lesões cutâneas começam como uma erupção generalizada não específica, geralmente nos membros, que aparece urticaria ou eczematosa e que pode persistir durante várias semanas a vários meses antes do aparecimento final das lesões vesiculobolhosas. As vesículas e as bolhas surgem nestas peles pródromas

lesões, bem como em pele normal. Para além da ocorrência nos membros, o abdómen é frequentemente afectado. Estas vesículas e bolhas são relativamente espessas e podem permanecer intactas durante alguns dias. A rotura nem sempre ocorre, embora quando o faz deixe uma área crua e erodida que cicatriza rapidamente.[43,44]

Manifestações orais:

 As lesões orais ocorrem muito menos frequentemente no pemfigoide bolhoso do que no pemfigoide cicatricial, variando de aproximadamente 10-45% em várias séries relatadas. Estas lesões orais do pemfigoide bolhoso foram revistas por Shklar e seus associados e são geralmente descritas como vesículas e áreas de erosão e ulceração.

Uma característica importante do envolvimento oral é a semelhança das lesões gengivais com as do pemfigoide cicatricial. Este envolvimento gengival envolve geralmente muita, se não toda, a mucosa gengival e é excessivamente doloroso. Os tecidos gengivais parecem extremamente eritematosos e podem ser desquâmicos como resultado de traumas friccionais, mesmo de menor gravidade. [43]As vesículas e as últimas erosões podem desenvolver-se não só nos tecidos gengivais mas em qualquer outra área como a mucosa bucal, o palato, o chão da boca, a língua.

Diagnóstico:

O diagnóstico de MMP é baseado na combinação das manifestações clínicas, microscopia IF directa e serologia . O único critério clínico relevante e de facto um pré-requisito para o diagnóstico da MMP é o envolvimento predominante dos tecidos da mucosa superficial em comparação com as lesões cutâneas.

O diagnóstico de MMP baseia-se nos achados clínicos, histológicos e imunopatológicos. Clinicamente, os doentes devem ter predominantemente doença das mucosas. A histologia mostra uma divisão subepitelial com um infiltrado inflamatório misto. O teste de diagnóstico padrão ouro é a imunofluorescência directa positiva (DIF) para IgG, IgA, IgM ou C3 na BMZ. Dois sítios orais deveriam idealmente ser amostrados: uma biópsia perilesional (PLB)para histologia e DIF e uma segunda biópsia bucal normal (NBPB) também para DIF.[43]

A microscopia directa IF é o principal teste de diagnóstico único para MMP com uma sensibilidade entre 60 e 90%. Em MMP, o IF directo mostra depósitos lineares de IgG, IgA e/ou C3 na junção subepitelial BMZ e/ou dérmico-epidérmica .[43] Como tal, por um IF MMP directo positivo pode ser claramente distinguido das perturbações de pênfigo e das doenças não auto-imunes de formação de bolhas. De acordo com as directrizes S3, recomenda-se uma biopsia de 4 mm de perilesional cutânea (punção) em doentes com envolvimento cutâneo. Em doentes com envolvimento oral, laríngeo, traqueal, ou esofágico sem lesões cutâneas, a biópsia pode ser feita a partir da mucosa oral perilesional ou de aspecto normal.

A microscopia indirecta IF em pele humana, mucosa humana, ou esófago de macaco é um teste de rastreio sensível para auto-anticorpos séricos em doenças pemfigoides. Quando a junção dérmico-epidérmica é dividida por solução de NaCl 1M, os auto-anticorpos ligam-se ao telhado da bolha artificial, ou seja, anticorpos contra BP180, BP230 e α6β4 integrin podem ser diferenciados dos auto-anticorpos que se ligam ao chão da bolha, como a lamina 332 e o colagénio tipo VII. Em contraste com o pemfigoide bolhoso, os soros MMP contêm auto-anticorpos em títulos baixos (1:10-1:40) e numa percentagem mais baixa (50-80%) e ainda mais baixa no pemfigoide ocular) . Em cerca de 60% dos soros de MMP, estão presentes auto-anticorpos IgA no soro e em 10-30% dos soros, foi detectada uma reactividade exclusiva de auto-anticorpos IgA. Uma vez que os títulos de microscopia indirecta IF são relativamente baixos, os sistemas de teste altamente padronizados específicos de antigénios podem ser mais adequados para detectar autoanticorpos séricos, também em doentes indiretamente IF-negativos. Estão disponíveis sistemas de teste comerciais para IgG sérico contra BP180 NC16A, BP230, colagénio tipo VII, e mais recentemente, contra a lamina 332. O teste IF indirecto para a detecção de IgG contra a lamina 332 baseia-se na tecnologia BIOCHIP™ e na expressão recombinante da lamina 332 numa linha de células humanas. [42,43]Este método revelou uma sensibilidade de 84% e uma especificidade de 99,8% num grande estudo multicêntrico aplicando 93 e 430 soros de controlo, respectivamente.

O exame de biópsias lesionais coradas por hematoxilina-eosina por microscopia ligeira de rotina pode confirmar a formação de bolhas subepiteliais em MMP, diferenciando-a do pemphigus vulgaris. A histopatologia lesional também pode ser útil para o diagnóstico diferencial em doentes nos quais a MMP não pode ser diagnosticada e naqueles com suspeita de pemphigoid ocular.

Histologicamente:

As vesículas e as bulas desta doença são subepidérmicas e não específicas. Não há evidência de acantólise de células epiteliais; de facto, o epitélio aparece relativamente normal. As vesículas contêm um exsudado fibrinoso misturado com células inflamatórias ocasionais.

Estudos microscópicos electrónicos mostraram que, em contraste com o pemfigoide cicatricial, a membrana da cave permanece ligada ao tecido conjuntivo em vez de estar sobrejacente epitélio separado. Além disso, estes estudos ultra-estruturais mostraram que as alterações primárias no pemfigoide bolhoso parecem ocorrer no tecido conjuntivo onde os vasos sanguíneos mostram alterações na sua penetrabilidade. A membrana do porão também mostra espessamento, com interrupção de continuidade.

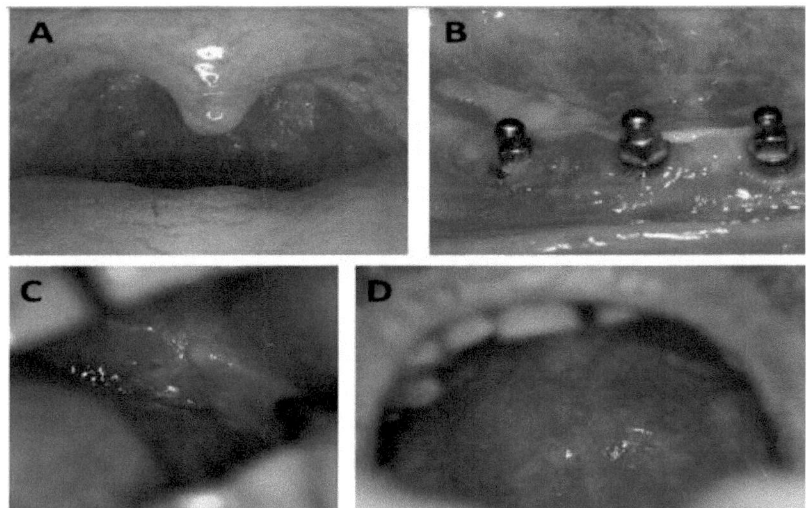

Figura: Diversidade de lesões orais no pemfigoide da membrana mucosa. Erosões na orofaringe (A). Bolhas e erosões fibrinosas no chão da boca e gengiva (B). Uma bolha tensa junto a uma erosão na mucosa bucal (C) e erosões no palato duro (D).

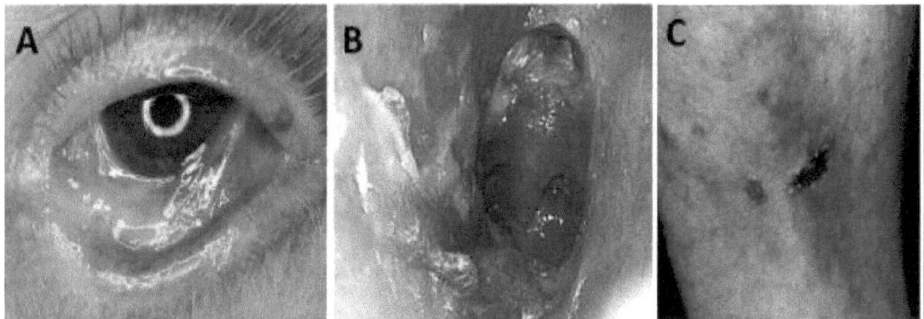

Figura:Manifestações extrabucais do pemfigoide da membrana mucosa. Cicatrização ocular com sinéquias e encurtamento do fórnix inferior (A). Erosões e ulcerações cobertas de fibrina na cavidade nasal principal esquerda (B) Crostas e cicatrizes na parte inferior da perna (C)[43]

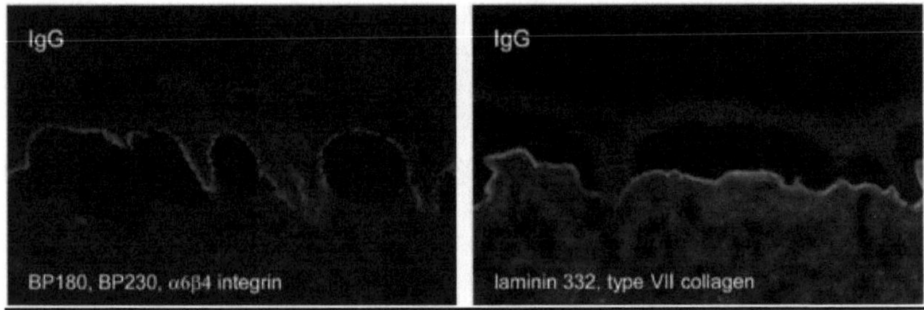

Figura:Microscopia de imunofluorescência indirecta na pele humana salgada. No pemphigoid de membrana mucosa (MMP), os anticorpos contra BP180 (colagénio tipo XVII), BP230, e α6β4 integrin ligam-se ao longo do lado epidérmico da divisão artificial (esquerda), enquanto os autoanticorpos contra a lamina 332 e colagénio tipo VII rotulam o lado dérmico (direita)[44]

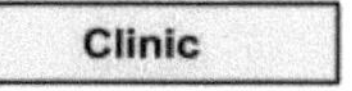

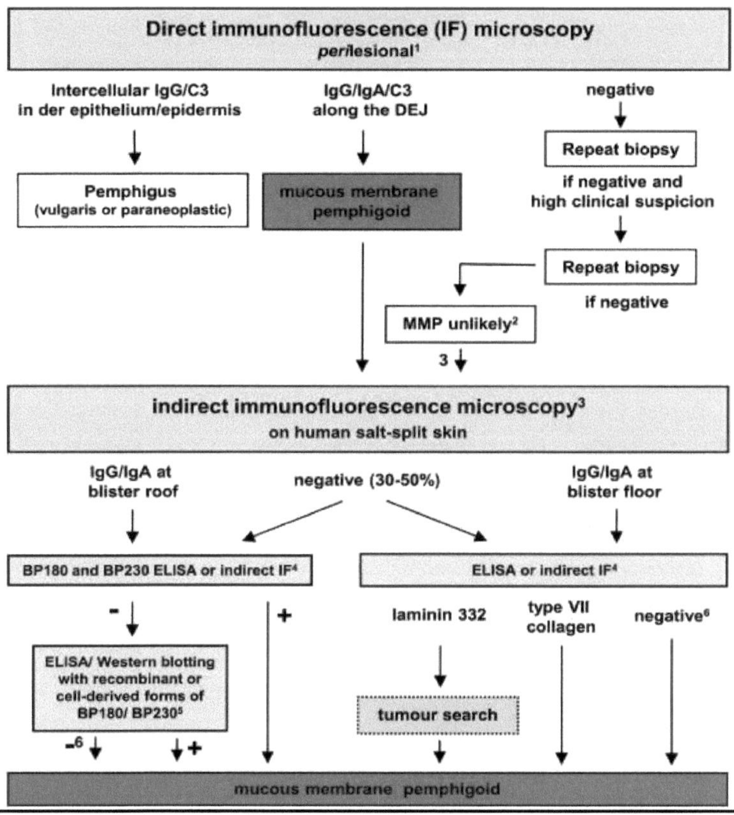

Tratamento:

Pacientes com lesões limitadas à cavidade oral ou combinadas com o envolvimento da pele foram associados a um melhor prognóstico em comparação com manifestações oculares, laríngeas e esofágicas.

Os doentes com dupla presença de autoanticorpos séricos IgG e IgA mostraram uma doença mais grave e persistente. Tal como acima detalhado, a laminina 332- reactividade está associada a uma malignidade em 25-30% dos doentes com MMP e, como tal, é também indicativa de um pior prognóstico.

Para orientar as decisões de tratamento no MMP são avaliados a extensão da doença, bem como o risco de cicatrizes. Para MMP leve/moderada definida como MMP com envolvimento exclusivo da mucosa oral com ou sem lesões cutâneas, o tratamento tópico pode ser suficiente, enquanto que MMP grave com afecto quer da mucosa dos olhos, nariz, faringe, laringe, esófago ou traqueia com ou sem envolvimento da mucosa oral e/ou pele requer tratamento sistémico para parar a inflamação e prevenir (mais) cicatrizes. As recentes directrizes europeias S3 sobre MMP fornecem conselhos detalhados em várias situações clínicas.

Mild/Moderate MMP:

O tratamento pode ser iniciado com corticosteróides tópicos super-potentes, por exemplo clobetasol, acetonida de triamcinolona, uma ou duas vezes por dia. Em caso de resposta insuficiente ou envolvimento oral inicial extensivo, são adicionados imunomoduladores como dapsona (1,0-1,5 mg/kg/d), tetraciclinas, ou metotrexato. Os doentes com MMP suave/moderada e um curso refractário da doença são tratados com corticosteróides orais combinados com dapsona, tetraciclinas, ou metotrexato, mas também azatioprina e micofenólico, ou seja, micofenolato mofetil (2 g/d) e ácido micofenólico de sódio (1.440 mg/d), são recomendados. Aditivo ao tratamento sistémico, os corticosteróides tópicos super-potentes podem ser utilizados em caso de envolvimento oral, genital, e cutâneo. Estes devem ser afilados se a doença for controlada para evitar a atrofia. Como a periodontite é aumentada em doentes com MMP com gengivite desquamativa, a higiene oral com escovas macias ou extra macias e o fio dental, bem como a terapia periodontal profissional, representam medidas de apoio para complementar o tratamento sistémico ou tópico. A clorhexidina pode ser adicionada durante 1-4 semanas. Além disso, a lidocaína pode ser utilizada antes da alimentação e o concentrado de camomila pode ser aplicado após as refeições para reduzir a irritação.

MMP grave:

A dapsona (1,0-1,5 mg/kg/d) é combinada com ciclofosfamida oral (2 mg/kg/d) ou corticosteróides (0,5-1,5 mg/kg/d). Ambos os últimos medicamentos também podem ser administrados como terapia de pulso intravenoso (dexametasona 100mg/d em 3 dias consecutivos de 4 em 4 semanas; ciclofosfamida 500mg de 4 em 4 semanas). A sua utilização a longo prazo é limitada devido aos efeitos secundários específicos. No entanto, em particular no envolvimento ocular, a utilização da ciclofosfamida tem sido associada a uma resposta rápida e a uma remissão prolongada. Embora não incluído nas directrizes S3 como terapia de MMP grave, os corticosteróides sistémicos com ou sem dapsona podem ser combinados com azatioprina (1,5-2,0 mg/kg/ d) ou micofenóis com micofenóis com melhor resposta e perfil de segurança em comparação com a azatioprina.

Em casos refractários de MMP grave, o uso de rituximab em regimes de dose de 375 mg/m2 semanais durante 4 semanas ou 1,000mg duas vezes num intervalo de 14 dias foi relatado, principalmente em combinação com outros agentes imunossupressores e dapsona, mas também como monoterapia. Como tratamento de terceira linha, as imunoglobulinas intravenosas adjuvantes (2 g/kg durante 2-5 dias a cada 4 semanas) constituem uma alternativa eficaz para a MMP grave. Estas mostram um bom perfil de segurança e podem ser utilizadas mesmo em MMP associadas a uma malignidade.[43,44]

Eritema multiforme

Introdução:

O eritema multiforme (EM) é uma doença inflamatória mucocutânea aguda e auto-curativa que apresenta um espectro diverso de lesões cutâneas, daí o termo "multiforme". Duas formas principais de Eritema multiforme são o EM menor e o EM maior. No EM minor (Emm), apenas uma membrana mucosa é afectada e são observadas lesões cutâneas simétricas nas extremidades do alvo. Isto contrasta com o EM major (EMM) que afecta duas ou mais membranas mucosas e as lesões cutâneas são bastante variáveis.

O eritema multiforme (EM) é uma reacção de hipersensibilidade cutânea e mucosa com lesões características no alvo desencadeadas por certos estímulos antigénicos. Representa uma condição aguda, por vezes recorrente, da pele e membranas mucosas manifestadas por lesões papulares, bolhosas e necróticas. [45]As suas causas são variáveis e numerosas, e a sua evolução é geralmente favorável.

A maioria das lesões aparece em 48-72 horas e favorece as extremidades. As lesões permanecem localizadas num local e cicatrizam dentro de 7-21 dias. Os factores precipitantes comuns incluem o vírus do herpes simples, histoplasmose e o vírus Epstein

Barr. Embora a maioria dos casos sejam ligeiros, os casos graves podem ser de risco de vida. As membranas mucosas podem estar envolvidas em 2-10% dos indivíduos. Globalmente, a maioria dos casos de EM estão ligados a medicamentos.[45]

Etiologia:

O eritema multiforme é causado por uma resposta imunitária mediada por células, e as infecções estão associadas a 90% dos casos. Embora o vírus do herpes simplex (HSV) tipo 1 seja a etiologia mais identificada, o HSV-2 também tem demonstrado causar eritema multiforme. O Mycoplasma pneumoniae é a segunda etiologia mais comum, especialmente em crianças. Embora os medicamentos causem menos de 10% dos casos de eritema multiforme, muitos medicamentos têm sido associados ao eritema multiforme, mais comummente anti-inflamatórios não esteróides, antiepilépticos, e antibióticos. As lesões associadas a fármacos deram positivo para o factor de necrose tumoral-α (TNF-α), e as lesões associadas ao HSV deram positivo para interferon-γ. Os tipos de antibióticos associados ao eritema multiforme incluem sulfonamidas, penicilinas, eritromicina, nitrofurantoína, e tetraciclinas. Outros medicamentos incluem barbitúricos, fenotiazinas, estatinas, e inibidor de TNF-α. Vacinas tais como sarampo, papeira e rubéola; varíola; hepatite B; meningocócica; pneumocócica; varicela; gripe; e Haemophilus influenzae foram também associadas ao eritema multiforme, embora a incidência seja baixa.[45,46] Menos comummente, o eritema multiforme tem sido associado a doenças auto-imunes, tais como doença inflamatória intestinal e malignidades, especificamente leucemia e linfoma. Foi encontrado eritema multiforme persistente e eritema multiforme refractário em doentes com cancros de órgãos sólidos, tais como carcinoma de células renais e adenocarcinoma gástrico.

Most Commonly Reported Causes and Associations with Erythema Multiforme

Infections	Cytomegalovirus
	Epstein-Barr virus
	Hepatitis C virus
	Herpes simplex virus type 1, herpes simplex virus type 2
	Influenza virus
	Mycoplasma pneumoniae
	Vulvovaginal candidiasis
Drugs	Antibiotics
	Erythromycin
	Nitrofurantoin
	Penicillins
	Sulfonamides
	Tetracyclines
	Antiepileptics
	Barbiturates
	Nonsteroidal anti-inflammatory drugs
	Phenothiazines
	Statins
	Sulfonamides
	Tumor necrosis factor-α inhibitors
	Vaccines
Other conditions	Inflammatory bowel disease
	Malignancy
	Menstruation

<u>Epidemiologia:</u>

O EM é reportado em todo o mundo sem qualquer predilecção étnica. Ocorre em qualquer idade, mais frequentemente em jovens adultos. A idade média situa-se entre os 20 e 30 anos, e 20% dos casos ocorrem em crianças. É mais comum em homens com uma proporção de sexo de 1 em 5. A prevalência não é conhecida, mas parece ser bem inferior a 1%. Como a classificação nem sempre é clara, os casos de síndrome de Stevens-Johnson (SJS) têm sido frequentemente incluídos em estudos sobre EM.

Os doentes com VIH, com corticosteróides, imunossuprimidos, submetidos a um transplante de medula óssea e lúpus, estão predispostos a desenvolver EM.

Fisiopatologia:

O EM está frequentemente associado a infecções virais ou bacterianas, especialmente o HSV. Estudos têm demonstrado a presença de HSV-DNA por uma reacção em cadeia da polimerase em lesões EM agudas ou sequelares. Os factores predisponentes são desconhecidos. O HLA-DQ3 é relatado como estando associado ao EM pós-terpético e tem sido sugerido como um marcador de diagnóstico adicional. [46]Outros grupos de antigénios leucócitos humanos também foram relatados como marcadores do EM recorrente. Os danos nas células epiteliais são provocados através da imunidade mediada por células. Durante a fase inicial da doença, há um influxo de macrófagos e linfócitos CD8 T, que libertam uma vasta gama de citocinas que medeiam a inflamação e a consequente morte celular.

Quando o processo é devido à hipersensibilidade às drogas, a característica patológica mais antiga é a necrose de queratinócitos.

Manifestações orais:

Cerca de 70% dos casos de EM apresentam características orais . As lesões orais têm uma predilecção pela mucosa não queratinizada e pelas partes anteriores da cavidade oral. Os locais primários envolvidos são os lábios (36%), a mucosa bucal (31%), a língua (22%) e a mucosa labial (19%).

 EM presente com uma vasta gama de manifestações orais que vão desde placas rasas de eritema e hiperqueratose a lesões hemorrágicas bolhosas e erosivas de sede profunda. As lesões orais iniciais apresentam lesões oedematosas e eritematosas maculares dos lábios e da mucosa bucal. As lesões avançadas manifestam-se como lesões vesicobolhosas múltiplas que eventualmente se quebram e formam uma pseudo membrana. Lábios inchados juntamente com lesões típicas com crosta com coloração sanguínea são a marca distintiva do EM. As vesículas intactas são raramente vistas e eventualmente rompem-se, formando lesões ulcerosas irregulares. Embora as lesões targetoidais possam aparecer no lábio, raramente são vistas intraoralmente.[45,46]

O EMM apresenta lesões orais maiores em comparação com o EMm e lesões ulcerosas de múltiplas membranas mucosas podem ser observadas em mais de 50% dos casos. Características constitucionais como o trismo, disartria, disfonia e/ou disfagia também podem ser observadas. Na maioria dos casos, as lesões orais curam sem cicatrizes, contudo, ocasionalmente podem também ser observadas placas hiperqueratósicas misturadas com áreas eritematosas.

Manifestações dermatológicas:

As lesões multiforme do eritema começam tipicamente como pápulas cor-de-rosa ou vermelhas, que podem depois tornar-se placas. Estas lesões podem causar queimadura ou prurido. Durante os próximos três a cinco dias, as lesões transformam-se numa variedade de aparências. São simétricas nas palmas das mãos e nas costas das mãos, nos pés, e nas faces estendidas dos membros. O tronco é frequentemente poupado, mas a face e as orelhas podem ser alcançadas. Não há prurido, mas sim sensações de ardor em alguns pacientes.

A lesão clássica do eritema multiforme é chamada lesão do alvo ou lesão da íris. Trata-se de uma lesão redonda de três segmentos concêntricos: um centro escuro, rodeado por um anel rosa claro, ambos rodeados por um anel vermelho. As lesões atípicas podem ter apenas duas zonas de cor e podem ter margens mal definidas. As lesões geralmente propagam-se de forma centrípeta, mas tendem a ser menos nos troncos dos doentes. As palmas e as plantas dos pés também podem estar envolvidas. O eritema multiforme tem uma predilecção por áreas de queimadura solar actual ou trauma físico. As lesões cutâneas geralmente curam sem complicações, mas pode ocorrer hiperpigmentação cutânea.

Embora a mucosa oral seja a mais frequentemente envolvida, a mucosa genital e ocular também pode desenvolver lesões. As lesões mucosas começam geralmente como lesões edematosas, eritematosas, que podem desenvolver-se em erosões superficiais com pseudo membranas. As erosões da mucosa podem ser extremamente dolorosas; por conseguinte, os clínicos devem avaliar a capacidade do doente para manter a ingestão oral.

O eritema multiforme recorrente tem sido associado a uma variedade de condições médicas (por exemplo, HSV, M. pneumoniae, hepatite C, menstruação). Em 2018, uma revisão retrospectiva do eritema multiforme recorrente revelou que, em comparação com os adultos, o eritema multiforme recorrente em crianças mostra uma predominância masculina, causa mais hospitalizações, e tem menos resposta de tratamento à imunossupressão. O eritema multiforme persistente é uma condição rara. Tem sido associado a doença inflamatória intestinal, malignidades, e infecções, tais como HSV, vírus Epstein-Barr, citomegalovírus, hepatite C, e gripe.[46]

Condition	Pattern of skin lesion	Body surface area with epidermal detachment (%)
Erythema multiforme minor	Typical target lesions, raised atypical target lesions, minimal mucous membrane involvement and, when present at only 1 site (most commonly the mouth). Oral lesions; mild to severe erythema, erosions and ulcers.	Less than 10
Erythema multiforme major	Cutaneous lesions and at least 2 mucosal sites (typically oral mucosa) affected. Symmetrically distributed typical target lesions or atypical, raised target lesions or both. Oral lesions usually widespread and severe.	Less than 10%
SJS	Main difference from EM major is based on the location of lesions and the presence of systemic symptoms Primarily atypical flat target lesions and macules rather than classic target lesions. Generally widespread rather than involving only the acral areas. Multiple mucosal sites involved, with scarring of the mucosal lesions. Prodromal flu-like systemic symptoms also common.	Less than 10%
TEN	No typical targets, flat atypical targets; begins with severe mucosal erosions and progresses to diffuse, generalized detachment of the epidermis	Greater than 10

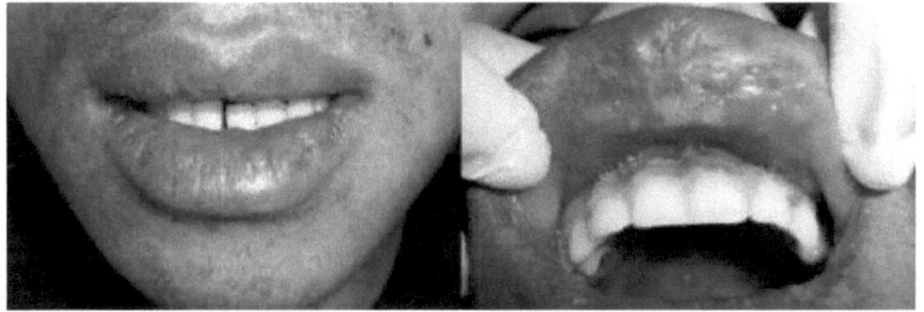

Figura: Bolhas cheias de fluido nos lábios superior e inferior

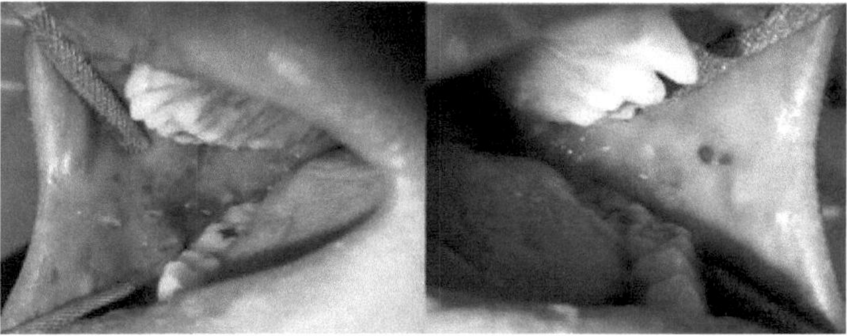

Figura: Bolhas cheias de fluido na mucosa bucal direita e esquerda

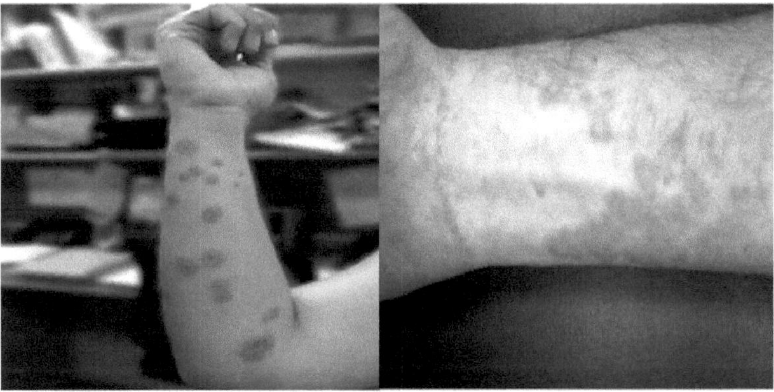

Figura: Lesões policíclicas multiforme do eritema, com aspecto deargetoid[47]

Diagnóstico:

O eritema multiforme é diagnosticado clinicamente, com base na história e exame físico do paciente. É importante perguntar sobre sintomas recentes de infecção (por exemplo,

HSV, M. pneumoniae) e uso de medicamentos. A maioria dos casos de eritema multiforme não necessita de mais testes de diagnóstico. No entanto, em casos pouco claros, biópsias de pele e testes laboratoriais podem ser úteis para excluir outros diagnósticos. Os resultados das biópsias de pele variam com base na linha temporal da lesão e na localização da biópsia dentro da lesão. A imunofluorescência directa pode ajudar a diferenciar entre doenças eritematosas multiforme e auto-imunes, tais como o pemphigoide bolhoso.[46,47]

Diagnóstico diferencial:

Penfigóide bolhoso:

Placas pruriginosas, eritematosas com bolhas tensas; com ou sem envolvimento de mucosas.

Erupção fixa da droga:

Poucas, bem circunscritas placas eritematosas com histórico de medicação.

Reacção de hipersensibilidade Erupção morbilliforme mais comumente encontrada nas extremidades superiores, tronco, face.

Pemphigus paraneoplásico:

Lesões polimórficas, mucocutâneas eritematosas, incluindo pápulas, bolhas, e lesões erosivas; presença de malignidade subjacente.

Pityriasis rosea:

Placas escamosas e eritematosas após a formação de manchas no tronco Polimórfico erupção de luz Pápulas e placas eritematosas em áreas expostas à luz solar.

Síndrome de Stevens Johnson:

Lesões atípicas do alvo macular com eritema central escuro, bolhas; vários envolvimentos de mucosas em um ou mais locais.

Urticária:

Pápulas/placas pruriginosas, nitidamente demarcadas; transitórias, geralmente com duração inferior a 24 horas.

Exantema viral:

Erupção maculopapular difusa, petéquias palatinas; com ou sem descobertas sistémicas tais como linfadenopatia ou esplenomegalia.

Tratamento:

Tratamento da Fase Aguda

O tratamento tópico é baseado em anti-sépticos para lesões bolhosas, anti-sépticos bucais, e estéticos. O envolvimento ocular é gerido por oftalmologistas. A cicatrização é promovida pela aplicação de vaselina nos lábios e pomada de vitamina A nos olhos.

O tratamento geral é utilizado em casos de estado geral e dificuldade dietética, exigindo hospitalização para tratar a dor, hidratar, ou mesmo reentrar no paciente. O lugar dos corticosteróides sistémicos e das imunoglobulinas intravenosas tem sido discutido sem que se tenha demonstrado a sua eficácia. A monitorização diária é necessária em casos de lesões extensas.[48]

O tratamento etiológico deve ser instituído quando uma causa é identificada (ou por vezes provável). A infecção por Mycoplasma pneumoniae justifica o tratamento com azitromicina durante três dias sem sequer aguardar os resultados dos exames bacteriológicos, especialmente se houver tosse ou anomalias radiológicas pulmonares. Alguns sugerem o tratamento do herpes com aciclovir ou valaciclovir se houver suspeita de herpes, embora isto não tenha demonstrado o seu interesse.

Prevenção do Formulário EM Recorrente

É na maioria dos casos de herpes de origem. Mesmo que as provas não tenham sido estabelecidas por espécimes, deve ser proposto um tratamento a longo prazo com aciclovir ou valaciclovir.

É indicado, em teoria, acima de 5 surtos de EM por ano ou menos no caso de formas graves de EP. O tratamento com Valaciclovir previne os surtos de EM induzidos por VHS, mas parece não ter impacto num surto de EM se este tiver sido iniciado após o início da erupção.

Os casos graves de EM exigirão admissão para gerir as complicações, desidratação, e qualquer infecção. Estes pacientes são melhor geridos numa UCI e tratados como um paciente queimado. No entanto, o desbridamento deve ser evitado enquanto as lesões estão a progredir. As lesões erodidas devem ser banhadas em solução de Burrow ou soro fisiológico com pensos não aderentes. Todos os fármacos ofensivos devem ser imediatamente descontinuados. Enquanto se pode aplicar nitrato de prata, a sulfadiazina de prata deve ser evitada porque pode agravar a lesão. [48]A reepitelização pode demorar 7-21 dias. O apoio nutricional é vital e se o doente tiver diarreia, a TPN é uma opção.

Os doentes hipotérmicos podem necessitar de um cobertor de aquecimento, soluções IV aquecidas ou uma lâmpada de aquecimento. A profilaxia de DVT e de úlceras de stress é altamente recomendada.[48]

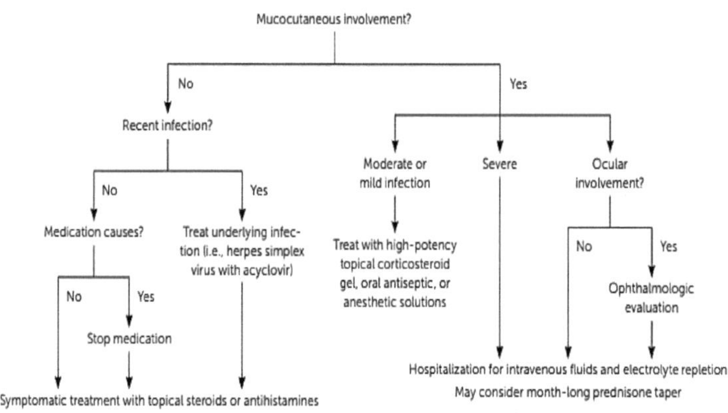

Approach to the treatment of erythema multiforme.

Epidermólise bullosa

Introdução:

A epidermólise bolhosa (EB) engloba um grupo de dermatoses genéticas raras, clinicamente e geneticamente heterogéneas, com um número estimado de 500 000 casos em todo o mundo. Caracteriza-se pela fragilidade moderada a excessiva dos tecidos epiteliais com vesículas prototípicas ou erosões após um trauma mínimo (dermatoses mecanobolhosas). Epidermólise bolhosa é o termo genérico utilizado para descrever e definir um grupo de mais de 30 condições hereditárias do tecido conjuntivo que implicam a ocorrência de bolhas e erosões da pele e das membranas mucosas após um trauma mecânico mínimo. As perturbações incluídas neste grupo são genodermatoses com fenótipos diversos, fundo genético heterogéneo, e aspectos clínicos com espectro de gravidade variável.

Koebner foi o primeiro autor que utilizou o termo "epidermólise bolhosa" para descrever a condição em 1886. As crianças que sofrem destas condições são também chamadas "crianças borboletas" - uma vez que a sua pele é tão frágil como as asas de uma borboleta, ou "bebés de algodão de lã" ou "crianças de pele cristal" (na América do Sul)[49]

Epidemiologia:

Estima-se que a EB bullosa ocorre, em todo o mundo, em 1:50.000-1:500.000 indivíduos, de modo que aproximadamente 9 num milhão de pessoas na população em geral ou 350.000 sofrem desta condição. Diferentes números são citados pelos registos nacionais de EB demonstrando que a EB ocorre com várias incidências em diferentes áreas: 54 casos/1 milhão de nados-vivos na Noruega, 7,8 casos/1 milhão de nados-vivos no Japão, 9,6 casos/1 milhão de nados-vivos na Croácia, 1 em 17.000 nascimentos no Reino Unido, sendo a maior prevalência citada na Escócia. A epidermólise bolhosa ocorre sem diferenças significativas em todas as raças e não tem predilecção pelo género.[49] Supõe-se que a EB simplex é subreportada - uma vez que a maioria dos casos são ligeiros -, alguns estudos sugerem que esta forma é relatada em apenas 10% dos casos.

Fisiopatologia:

A epidermólise bolhosa é uma família de perturbações bolhosas causadas por uma ausência de componentes da membrana do porão devido a mutações genéticas subjacentes.

A epidermólise bolhosa está classificada em quatro categorias principais:

(1) epidermólise bullosa simplex (separação intra-epidérmica da pele)

(2) epidermólise bullosa juncional (separação da pele em lamina lucida ou BMZ central)

(3) epidermólise bolhosa distrófica (sublamina densa separação BMZ)

(4) Síndrome de Kindler (extremamente rara, com bolhas a qualquer nível).

A maioria dos casos de epidermólise bullosa simplex estão associados a mutações dos genes que codificam as queratinas 5 e 14. O nível de separação da pele está no meio da célula basal associada ao aglomerado de filamentos intermediários variáveis.[49]

A maioria das mutações do gene da queratina simples da epidermólise bullosa simplex são herdadas de forma dominante e interferem com a montagem do filamento da queratina. Existe um subconjunto menor de doentes com doenças hereditárias recessivas de gravidade variável.

Os códigos de mutações para as regiões mais conservadas dos queratins 5 e 14 (domínios limite da hélice) produzem as formas mais severas de epidermólise bullosa simplex.[49,50]

Na EB juncional, a etiologia é muito mais variada, a EB juncional compreende uma colecção de várias condições que podem implicar mutações dos genes que codificam as subunidades da laminina 5, colagénio XVII, α6 integrin, ou β4integrin. Em todos os casos de EB distrófica os investigadores encontraram apenas mutações do gene codificador para o colagénio VII (COL7A1).[50]

Classificação:

A classificação histórica dos tipos de EB baseia-se no aspecto morfológico da pele, mas foi recentemente refinada com base no nível de separação na zona cutânea da membrana cutânea: a) EB simplex - separação intra-epidérmica, caracterizada por queratinócitos frágeis; b) EB juncional - separação ao nível da lâmina lúcida; c) EB distrófica - separação na lâmina densa do lado dérmico da zona da membrana cutânea ao nível das fibrilas de ancoragem.[50]

A Terceira Reunião Internacional de Consenso em Diagnóstico e Classificação da Epidermólise Bulhosa reviu a classificação da EB, acrescentou novas variantes da EB (como a síndrome de Kindler, uma EB autossómica recessiva devido a mutações da codificação genética para kindling 1, caracterizada por poiquilodermatose pigmentada e fotossensibilidade, envolvimento da pele e mucosa, e aumento do risco de cancro cutâneo).

Tipos clínicos:

Manifestações orais e dermatológicas:

O início da EB é geralmente à nascença ou imediatamente após o nascimento, excepto EB simplex, um tipo de EB que pode permanecer não diagnosticado até à idade adulta ou não diagnosticado de todo. A marca distintiva da EB é a fragilidade da pele a pequenos traumas mecânicos, seguida da formação de bolhas e erosões e, em vários graus, ocorrência de milia (pápulas pequenas e firmes que se assemelham a pequenos quistos ou pústulas), distrofia ou ausência das unhas, e formação de cicatrizes (geralmente atróficas).

Descobertas adicionais na EB podem ser: tecido de granulação exuberante (principalmente periorificial), queratoderma localizado ou generalizado (principalmente nas palmas das mãos e plantas dos pés), áreas de dispigmentação (hipo/hiper-pigmentação que ocorre após inflamação ou pigmentação reticulada), cabelo escasso ou ausente, lesões albopapuloides (pápulas coloridas ou hipopigmentadas na carne, geralmente no tronco inferior), hipo/hiper-hidrose.[49,50]

Epidermólise bullosa simplex

Sob o nome de EB simplex, os investigadores agruparam uma série de condições que afectam a queratina cutânea e que se caracterizam pela formação de vesículas intra-epiteliais após fricção ou trauma mecânico associado a um envolvimento ligeiro da mucosa. Típicas, as lesões cutâneas são cicatrizes sem cicatrizes.

EB Koebner (evoluindo com vesículas herpetiformes em qualquer lugar da pele, hiperqueratose palmo-plantar e erosões) e Dowling-Meara (associado ao envolvimento da mucosa oral, apresentando bolhas agrupadas semelhantes com infecção por herpes, evoluindo com queratose palmo-plantar, aumento da mortalidade na infância, e aumento do risco de cancro cutâneo) são os tipos mais graves de EB simplex.

Epidermólise epidérmica juncional bullosa

A EB juncional agrupa sob este nome vários tipos de EB caracterizados pela formação de bolhas na lâmina lúcida, todas elas autossómicas recessivas. Existem várias classificações da EB juncional, mas a mais recente divide as condições deste grupo em:

a)Herlitz junctional EB (ou EB letal juncional) - ocorrendo secundária à mutação em qualquer dos três genes que codificam a lamina 322, seguida de ausência ou grave défice de expressão da lamina 5, o tipo mais grave de EB juncional, presente ao nascimento, caracterizada por múltiplas lesões periorificiais, envolvimento multisistémico da mucosa, e aumento do risco de morte devido à sepsis ou a várias complicações durante a infância.

b) EB não-Herlitz juncional (ou mitigação da EB juncional) - devido a mutações erróneas dos genes que codificam a lamina 322 ou o polipéptido BP180, uma condição que afecta o couro cabeludo, unhas e dentes, por vezes evoluindo com lesões periorificiais e tecido de granulação hipertrófica seguidas de estrangulamentos das membranas mucosas, mas geralmente com ligeiras melhorias com a idade.

 c) EB juncional associada à atresia pilórica - devido a mutações do gene da integrina β4 e α6, outra forma que está associada ao aumento do risco de morte.[50,51]

Bullosa epidermólise distrófica epidérmica

A marca da EB distrófica é o facto de as vesículas estarem a cicatrizar com cicatrizes distróficas e formação de mídias. Existem dois tipos principais de EB distrófica:
a) subtipos autossómicos dominantes - com início ao nascimento da infância, bolhas generalizadas (mais localizadas com idade avançada), frequentemente associadas a unhas ausentes ou distróficas.
 b) subtipos autossómicos recessivos - alguns suaves (afectando principalmente os segmentos acrílicos do corpo, redução do envolvimento da mucosa), e alguns graves (com bolhas generalizadas ocorrendo ao nascimento, cicatrizes acrílicas distróficas, produzindo mesmo pseudosinndactilia nas mãos e pernas, distrofia das unhas, envolvimento da mucosa interna com possíveis estrangulamentos secundários e cicatrizes, e um grande espectro de complicações, incluindo má absorção, anemia, desnutrição, falha de crescimento, e aumento do risco de cancro cutâneo).[50]

<u>Manifestações orais:</u>

Os exames mostraram que a prevalência de cárie entre indivíduos com EB distrófica e EB juncional é significativamente mais elevada do que entre pessoas saudáveis .

Observações semelhantes foram feitas em relação à prevalência da placa bacteriana e gengivite. Contudo, os doentes examinados nestes estudos não mostram uma prevalência significativamente mais elevada de Candida albicans, Lactobacillus casei ou Streptococcus mutans. Wright et al. relataram que nenhum dos seus pacientes com EB mostrou qualquer evidência de uma diminuição da taxa de fluxo salivar. A literatura sugere que as cáries dentárias desenfreadas observadas nas várias formas de EB são mais susceptíveis de serem atribuíveis a factores não salivares, tais como o envolvimento do esmalte, alterações dos tecidos moles e/ou dieta. Curiosamente, defeitos na maturação do esmalte e/ou mineralização têm sido relatados na epidermólise bolhosa distrófica e juncional. A estrutura defeituosa do esmalte pode fornecer um ambiente local florescente para as bactérias cariogénicas ao fornecer mais adesivo e potencial de colonização e ao ser mais solúvel em ácido. Assim, o esmalte defeituoso parece ser um factor favorável para as cáries dentárias da infância.[51]

Diagnóstico:

A natureza e a combinação das mutações específicas sobrepostas ao fundo genético individual explicam a variabilidade clínica da EB nas diferentes famílias. O exame clínico e a história familiar podem ajudar a excluir outras causas de bolhas e erosões e a orientar os médicos para um grupo de EB, mas o padrão ouro para determinar o nível das bolhas no diagnóstico da EB é a biopsia cutânea e o exame do material extraído sob microscópio electrónico.

Para o diagnóstico baseado no ADN, os especialistas devem seleccionar os genes visados após todos estes testes. É também importante mencionar que o diagnóstico molecular da EB é difícil porque alguns dos genes envolvidos são relativamente longos e o número de mutações pontuais é baixo.

O diagnóstico completo de um indivíduo com EB deve ser completado pela avaliação das possíveis complicações: anemia (contagem de sangue e ferro), infecção (culturas), problemas do tracto digestivo (para estrangulamentos esofágicos, atresia pilórica, etc.), défices nutricionais (albumina, crescimento, peso, altura, dieta), contraturas.[51]

Diagnóstico pré-natal: O diagnóstico pré-natal da EB é possível através de testes de DNA para mutações através da identificação da mutação nas famílias, por amostragem das vilosidades coriónicas após 9 semanas de gestação, e do líquido amniótico após a 11ª semana de gravidez. Anteriormente, a biopsia e a fetoscopia da pele fetal eram utilizadas para o diagnóstico pré-natal.

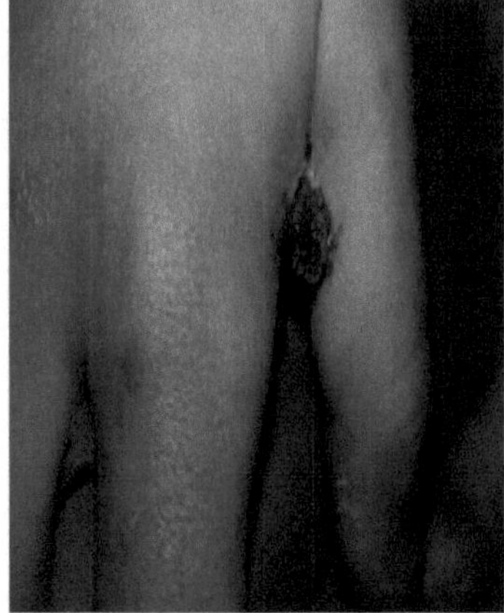
Figura: Aderente ao dedo

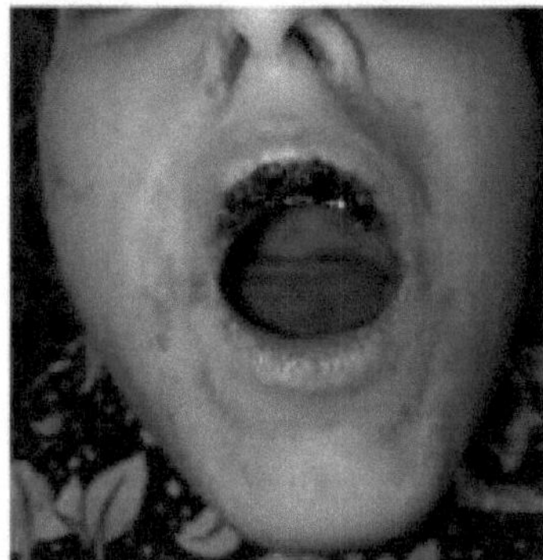
Figura: Crustações sobre o lábio

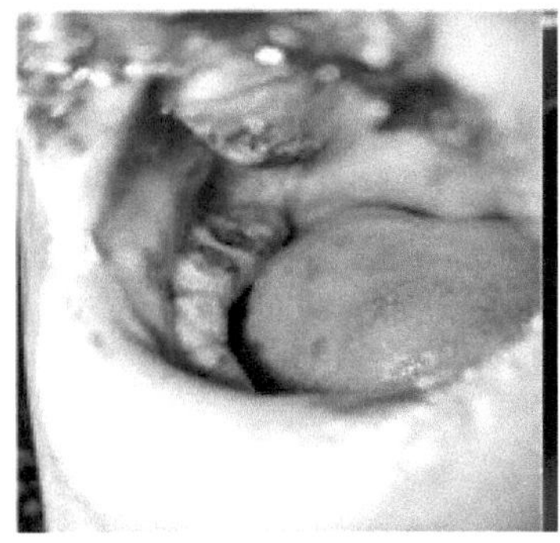

Figura: Ulcerações graves da mucosa bucal

Diagnóstico diferencial:

- Penfigóide Bolhoso
- EB aquisita (uma condição de bolha auto-imune, não herdada, que ocorre em adultos)
- Fricção
- Lúpus eritematoso sistémico - o tipo bolhoso
- Pemphigus vulgaris, queimaduras térmicas
- Síndrome da pele escaldada estafilocócica, pioderma estafilocócico
- Necrólise epidérmica tóxica

Tratamento:

A parte principal do tratamento é abordar a cura das lesões cutâneas através de limpeza diária e curativos com várias pomadas que favorecem a epitelização, vaselina, gaze de petróleo simples, gaze não aderente, gaze auto-aderente, etc. Evitar traumas cutâneos através da utilização de ligaduras protectoras e evitar fitas adesivas são também importantes. Também é importante controlar todos os factores que podem atrasar a cicatrização da pele: corpos estranhos, bactérias, défices nutricionais, anóxia tisular, e drogas como glicocorticóides e penicilamina.

Em alguns tipos de EB, os défices imunológicos também podem ser um factor de risco de infecções. Por conseguinte, são prescritos antibióticos sistémicos de acordo com o antibiograma feito para as amostras recolhidas de áreas de pele infectadas durante os episódios de infecção. A pomada antibiótica pode ser utilizada para prevenir infecções cutâneas. Na maioria das vezes, as infecções são produzidas por Staphylococcus aureus e pyogenis, mas os germes gram-negativos também podem estar implícitos. Podem ser usadas lágrimas artificiais e lentes de contacto macias para proteger os olhos afectados, são prescritas pomadas tópicas para tratar abrasões da córnea, e é pedida uma consulta especial de oftalmologia a fim de tratar qualquer complicação ocular.

Hoje em dia, a investigação da EB está centrada em novas terapias, principalmente na terapia genética. Existem 54 genes conhecidos para a queratina, alguns deles apresentando semelhanças estruturais e funcionais significativas, mas especializados nos tipos celulares e nas condições específicas em que são produzidos.[50] A terapia genética correctiva é a terapia ideal na EB, mas ainda precisamos de mais investigação antes de a utilizar na prática. Algumas das mais recentes terapias utilizadas para tratar a EB, em modelos animais ou humanos, são: transplante local ou sistémico de fibroblastos (que é a expressão crescente de colagénio VII), transplante alogénico de medula óssea ou células estaminais, infusão de proteínas recombinantes (como o colagénio tipo VII), aplicação tópica de proteínas de pequeno peso molecular, timosina β4 em feridas abertas, utilização de equivalentes de pele humana, etc.[50,51]

<u>Considerações dentárias:</u>

A ulceração oral devida a trauma durante a manipulação dentária é inevitável, mas poderia ser limitada pela lubrificação da mucosa antes de qualquer manipulação com creme de hidrocortisona, triamcinalona ou vaselina. Além disso, é indicada a utilização de instrumentos de pequeno porte, brocas dentárias de eixo curto e peças de mão com uma cabeça de pequeno porte.

As próteses e restaurações devem ser cuidadosamente adaptadas e altamente polidas; as infecções secundárias devem ser evitadas com o uso de anti-sépticos orais ou com a utilização de antibióticos tópicos em lesões bolhosas existentes.[51] Durante o tratamento dentário em regime ambulatório, a administração de anestesia local a doentes com EB também pode causar formação de bolhas e deve, portanto, ser evitada sempre que possível.

A aplicação regular de fluoreto tópico e sistémico, instruções de higiene oral e orientações alimentares minimizam o desenvolvimento de cáries e melhoram a saúde oral em geral.

<u>Psoríase</u>

Introdução:

O termo psoríase da palavra grega 'psora' que significa comichão. Willan descreveu primeiro com precisão esta doença. A psoríase é um tumulto constante, hereditário, estratificado, e provocador da pele que se manifesta com reduções e intensificações. A psoríase é uma perturbação cutânea não contagiosa que aparece mais frequentemente como lesões cutâneas inflamadas, edematosas, cobertas por uma escala branca prateada. O tipo mais comum de psoríase é a psoríase em placas e é caracterizada por manchas no couro cabeludo, tronco e membros. As unhas podem ser picadas e/ou espessadas. A psoríase influencia cerca de 2% a 3% das pessoas em todo o mundo. Quando tudo é dito, as lesões orais da psoríase são presumivelmente muito fenomenais, aparecendo mais do tempo em certos subtipos de psoríase, resumindo explicitamente a psoríase pustulosa. [52]Nesta doença, as lesões orais podem aparecer como uma língua geográfica. A língua geográfica pode atingir o auge para o parceiro oral da psoríase cutânea. As lesões cutâneas exemplares são placas espessas, eritematosas e totalmente delineadas, com uma escala de brilho posterior. As placas incluem distintamente os limites, e as superfícies extensoras assimetricamente. Os cotovelos, joelhos, território sacral e couro cabeludo são normalmente afectados. A associação de unhas é normalmente mais frequente. Em raros casos, tem sido relatada a manifestação de lesões da mucosa oral. [52,53]

Etiologia e Patogénese:

Estão a acumular-se provas significativas de que a psoríase é uma doença auto-imune. As lesões da psoríase estão associadas ao aumento da actividade das células T na pele subjacente. Também é significativo que 2,5% das pessoas com VIH desenvolvem psoríase durante o curso da doença. O stress percebido pode causar exacerbação da psoríase.[53] Alguns autores sugerem que a psoríase é uma doença relacionada com o stress e oferecem descobertas de concentrações aumentadas de neurotransmissores em placas psoriásicas.

A causa da psoríase é desconhecida. Os doentes têm uma predisposição genética para a doença; a doença tem uma forte associação com a região HLA Cw6 e B57. Provas recentes sugerem que, para além destas regiões, muitos outros loci genéticos como 19p13, 17q25, e 1q21 podem também aumentar a susceptibilidade a esta doença.[53] O evento desencadeador pode ser desconhecido na maioria dos casos, mas é provável que seja um evento imunológico.

A marca da psoríase é a inflamação sustentada que conduz a queratinócitos descontrolados

proliferação e diferenciação disfuncional. A histologia da placa psoriásica mostra acantose (hiperplasia epidérmica), que se sobrepõe aos infiltrados inflamatórios compostos por células dendríticas dérmicas, macrófagos, células T, e neutrófilos. A neovascularização é também uma característica proeminente. As vias inflamatórias activas na psoríase em placas e as restantes variantes clínicas sobrepõem-se, mas também apresentam diferenças discretas que explicam os diferentes fenótipos e resultados do tratamento.[52,53]

Considerando que o eixo TNF_-IL23-Th17 desempenha um papel central na psoríase em placas T mediada por células,
o sistema imunitário inato parece desempenhar um papel mais proeminente nas variantes pustulares de
psoríase.

Diferentes mecanismos de percurso estão associados a subtipos distintos de psoríase. Na psoríase gutata, pensa-se que os superantigénios estreptocócicos estimulam a expansão das células T na pele. Foi demonstrado que existe uma homologia de sequência considerável entre as proteínas M estreptocócicas e as proteínas 17 da queratina humana. A mímica molecular pode desempenhar um papel nos doentes com o principal alelo de histocompatibilidade HLA-Cw6, uma vez que as respostas de IFN-célula T CD8(+) foram suscitadas pelos peptídeos K17 e M6 nos referidos doentes.[53]

A psoríase pustular é caracterizada pelo aumento da expressão de IL-1_, IL-36_, e IL-36
transcrições, que foram encontradas na psoríase pustulosa em comparação com a psoríase vulgar.
No entanto, a sinalização da IL-17 também está envolvida na psoríase pustulosa e os doentes com psoríase pustulosa generalizada sem mutações da IL-36R responderam aos tratamentos anti-IL-17.

miRNA	Target Genes	Tissue/Cell Type (Human)
miR-21	*TIMP3, TPM1, PDCD4, PTEN, IL12A, RECK, RTN4, NFIB*	Skin, PBMCs
miR-31	*FIH-1, STK40*	Skin
miR-135b	*COL4A3*	Skin
miR-146a	*IRAK1, TRAF6, EGFR*	Skin
miR-155	*CTLA-4*	Skin
miR-203	*TNF-α, IL-8, IL-24, SOCS-3, SOCS-6*	Skin
miR-210	*FOXP3*	PBMCs
miR-221/222	*TIMP3, c-KIT*	Skin
miR-424	*MEK1, Cyclin E1*	Skin

Fig: Envolvimento de diferentes micromiRNA , genes e áreas alvo envolvidas em [53]

Características clínicas:

Manifestações dermatológicas:

As manifestações dermatológicas da psoríase são variadas; a psoríase vulgar é também chamada
psoríase tipo placa, e é o tipo mais prevalecente. Os termos psoríase e psoríase vulgar são utilizados alternadamente na literatura científica; no entanto, existem distinções importantes entre os diferentes subtipos clínicos.

A psoríase da pele caracteriza-se pela ocorrência de pequenas pápulas secas, nitidamente delineadas, cada uma coberta por uma delicada escala prateada que tem sido descrita como assemelhando-se a uma fina camada de mica. Se as escamas profundas forem removidas, um ou mais pequenos pontos de hemorragia são revelados, uma característica denominada **sinal de Auspitz.** Após a remoção da escala, a
A superfície da pele é vermelha e sombria na aparência.

As lesões cutâneas, que são indolores e raramente pruriginosas, podem ser em número reduzido ou extensas na distribuição. As pápulas alargam-se na periferia e tendem a tornar-se
ligeiramente infiltradas e elevadas, lesões menores coalescendo para formar grandes placas de contorno irregular. A doença começa com o aparecimento de algumas pequenas pápulas, que gradualmente aumentam de tamanho. Novas lesões surgem

lentamente ao longo de um período de semanas, meses ou mesmo anos. A doença pode permanecer estática durante muito tempo, progride lentamente para envolver cada vez mais área de pele, ou apresenta exacerbações generalizadas agudas.

A doença é mais grave no Inverno e menos grave no Verão como resultado de uma maior exposição à luz ultravioleta; os doentes que se deslocam para um clima quente e ensolarado sofrem geralmente uma melhoria do seu estado.

A psoríase é incomum nas crianças, e raramente um ataque primário ocorre após os 45 anos de idade; surge com mais frequência na segunda e terceira décadas de vida. A idade média no início é de 28 anos. A psoríase é ligeiramente mais comum nas mulheres.

Psoríase Vulgar

Cerca de 90% dos casos de psoríase correspondem a psoríase crónica do tipo placa. As manifestações clínicas clássicas são placas pruriginosas, eritematosas e nitidamente demarcadas, cobertas de escamas prateadas.

As placas podem coalescer e cobrir grandes áreas de pele. Os locais comuns incluem o tronco,
as superfícies extensoras dos membros, e o couro cabeludo.

Psoríase Inversa

Também chamada psoríase flexural, a psoríase inversa afecta localizações intertriginosas, e é caracterizada
clinicamente através de placas e manchas eritematosas ligeiramente erosivas.

Psoríase gutata

A psoríase gutata é uma variante com um início agudo de pequenas placas eritematosas. Normalmente, é
afecta crianças ou adolescentes, e é frequentemente desencadeada por infecções estreptocócicas de amígdalas do grupo A.
Cerca de um terço dos doentes com psoríase gutata desenvolverão psoríase em placas ao longo da sua vida adulta.

Psoríase pustulosa

A psoríase pustulosa é caracterizada por pústulas estéreis múltiplas e coalescentes. Psoríase pustulosa
pode ser localizado ou generalizado. Foram descritos dois fenótipos localizados distintos: psoriasis pustulosa palmoplantaris (PPP) e acrodermatites continua de Hallopeau. Ambos afectam as mãos e os pés; o PPP está restrito às palmas das mãos e à sola das mãos, e o ACS está mais distalmente localizado nas pontas dos dedos das mãos e dos pés, e afecta o aparelho das unhas.

A psoríase pustulosa generalizada apresenta um curso agudo e rapidamente progressivo caracterizado por vermelhidão difusa e pústulas subcorneanas, e é frequentemente acompanhada por sintomas sistémicos.

Psoríase eritrodérmica

A psoríase eritrodérmica é uma condição aguda em que mais de 90% da superfície total do corpo é
eritematosa e inflamada. O eritroderma pode desenvolver-se em qualquer tipo de psoríase, e requer tratamento de emergência.[53]

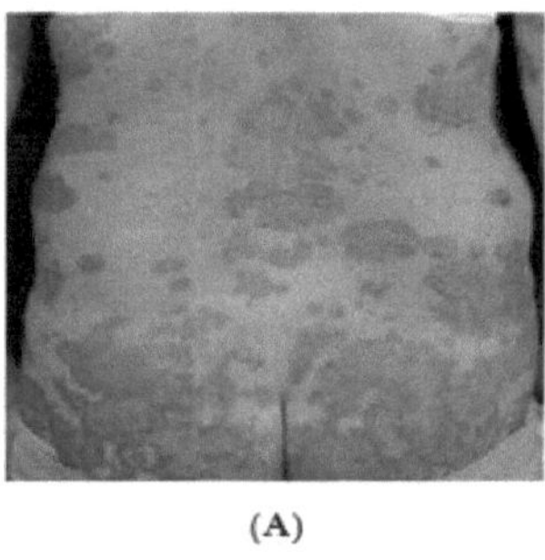

(A)

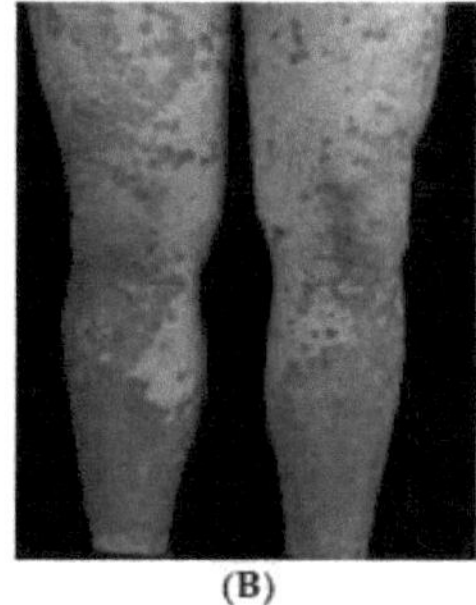

(B)

Figura: (a, b)Psoriasis vulgaris apresenta-se com placas eritematosas escamosas no tronco e nas superfícies extensoras dos membros.

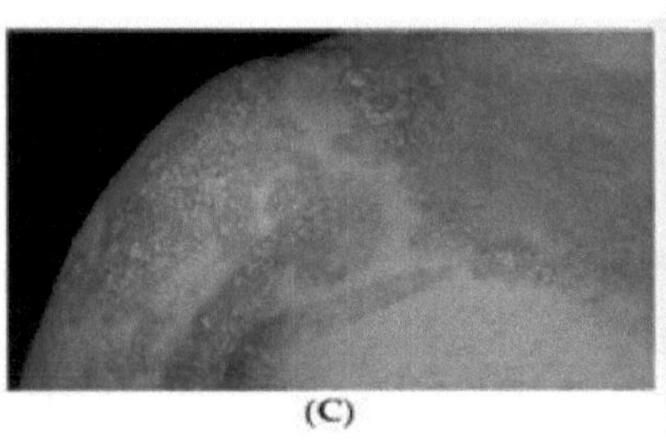
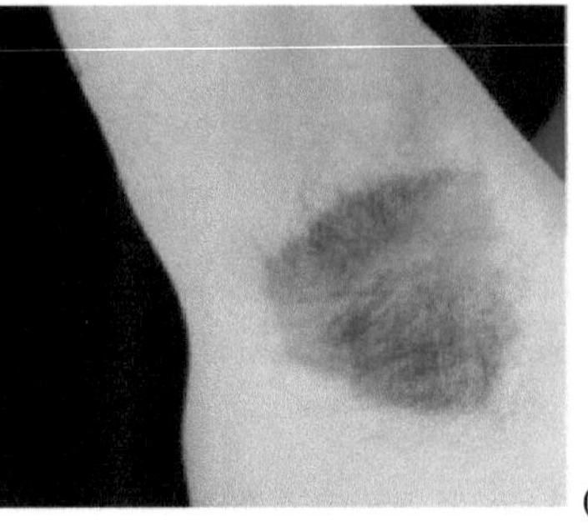

(C)

(D)

Figura: (c) Psoríase pustulosa.   (D)Psoríase inversa que afecta as
dobras cutâneas [53]

Manifestações orais e peri orais:

Articulação temporomandibular

A psoríase está o mais frequentemente possível relacionada com diferentes exemplos de inflamação das articulações, especialmente em doentes com inspiração HLAB27. Embora extraordinária, a ruptura da articulação temporomandibular pode criar em doentes com dor articular psoriásica, aparecendo como agonia maxilar limitada, em expansão, e constrangimento do desenvolvimento. A inclusão da articulação temporomandibular é normalmente unilateral, e o início é na meia-idade, por volta da quarta década. As pessoas aparecem influenciadas de forma semelhante. A dor psoriásica da articulação temporomandibular é menos incessante do que outras contribuições articulares.[53]

Lábios

A psoríase do vermelhão dos lábios é incomum e está normalmente ligada à psoríase em placa cada vez mais média noutro lugar. Apresenta-se como zonas estratificadas que se podem estender sobre a franja do vermelhão. As lesões queratóticas foram adicionalmente descritas. O envolvimento da franja do vermelhão também pode acontecer sem a contribuição da cavidade oral, também, parece que o evento de quelite precisa acontece em doentes psoriásicos um relatório maior invalida este caso. Por vezes a psoríase da franja do vermelhão do lábio acontece devido à maravilha de Koebner dos dentes superiores distendidos.

144

A quelite esfoliante pode de vez em quando criar, seja com crises de psoríase vulgar ou, mais geralmente, com a psoríase pustulosa resumida. Perleche (precisamente quelite) com irritação, eritema, e escamação nos lados da boca tem de ser contabilizada nos doentes com psoríase. [53]Não se sabe se a ocorrência de perleche é mais elevada do que a de toda a gente. Curiosamente, os criadores que notaram esta predominância da quelite rakish descobriram que a maioria dos doentes influenciados eram mais jovens do que 35 anos, o que credita uma recomendação à psoríase e não à frouxidão maxilar normal da maturação.

Mucosa bucal

Lesões de mucosa bucal presentes como abundância anular, serpiginosa, ou como pápulas e placas policíclicas, que são ainda mais normalmente vistas durante a fase intensa da doença. Manchas esbranquiçadas e eritematosas foram observadas na mucosa bucal em 3,5% dos 547 pacientes atendidos por Kaur et al. 20 É como GT, no entanto, acontece na mucosa bucal e a recorrência detalhada varia de 0% a 19% dos pacientes com psoríase.

Gingiva

A contribuição da gengiva é invulgar. Mostra um eritema do bordo gengival com placas reticulares brancas que se estendem a partir do eritema. A periodontite com placas gengivais eritematosas fortemente caracterizadas tem sido observada na psoríase oral.

Língua

As alterações da língua na psoríase podem manifestar-se em dois tipos significativos. O tipo dominante une as anomalias da mucosa à histopatologia como a psoríase; estas lesões da mucosa seguem um curso clínico comparativo como o da psoríase cutânea.

Estas lesões orais são tipicamente assintomáticas e, doravante, passam na sua maioria despercebidas. O tipo subsequente é normal e envolve um âmbito de lesões vagas, por exemplo, língua geográfica (GT) e língua fissurada (FT).[53,54] A omnipresença da GT e da FT é mais elevada em doentes com psoríase contrastada e controlada.

GT é encontrado na superfície dorsal da língua com uma marca registada espalhando radialmente a perda de papila filiforme, o que leva à disposição de zonas eritematosas ou fixações. A borda propulsora é marginalmente elevada, serpentina, encaixa como um violino, e amarelo-esbranquiçado na sombra. Ocorre em 1-5% de todos, com uma ligeira preferência feminina.

A FT é descrita por uma fenda Antero situada posteriormente com fendas de estiramento e é aceite como um atributo adquirido. Acontece em 2-5% de todas as pessoas e a ocorrência aumenta com a idade. Há um evento sucessivo de GT com FT e quase metade dos pacientes com GT têm também FT, e há também uma mudança de GT para FT. Num relatório contínuo, verificou-se que o GT ectópico é visto em 5,4% dos pacientes com psoríase em contraste com 1% dos pacientes de controlo; o GT foi visto em 10,3% dos pacientes com psoríase e 2,5% dos pacientes de controlo. [54]

<u>Histopatologia da psoríase oral:</u>

As alterações patológicas observadas no interior dos filmes mucosos são iguais às da psoríase cutânea. Nota-se a extensão e engrossamento dos bordos rete, com acantose geral. A paraqueratose é óbvia, e este epitélio hiperplástico acantotélico proporciona de forma perceptível as lesões brancas da mucosa. A papila da lâmina propria é também alongada, edematosa, com a diminuição do epitélio supra-papilar sobrejacente e dilatação dos vasos superficiais. Estas progressões espelham as dos exemplos de biopsia cutânea, e esta qualidade inconfundível da vasculatura rasa produz o ponto de drenagem incitada nas lesões cutâneas (signo de Auspitz).

A drenagem simples comparativa acontece na boca Um dos destaques mais característicos da permeação dos neutrófilos da psoríase através do epitélio superior. Estes polimorfonucleócitos podem reunir-se em grupos conhecidos como microabcessos de Munro, embora não sejam fundamentais para a determinação da psoríase oral, nem sejam explícitos. A ausência de um stratum corneum na mucosa oral não plastificante pode esclarecer a razão pela qual não existem pústulas visivelmente óbvias na boca.

<u>Tratamento :</u>

A psoríase é uma doença crónica recaída, que necessita frequentemente de uma terapia a longo prazo. A escolha da terapia para a psoríase é determinada pela gravidade da doença, comorbilidades, e acesso aos cuidados de saúde. Os doentes psoriásicos são frequentemente categorizados em dois grupos: psoríase leve ou moderada a grave, dependendo da gravidade clínica das lesões, da percentagem de superfície corporal afectada, e da qualidade de vida do doente. A gravidade clínica da doença e a resposta ao tratamento podem ser classificadas através de uma série de diferentes classificações. A pontuação PASI tem sido amplamente utilizada em ensaios clínicos, especialmente os relativos ao desenvolvimento dos fármacos biológicos, e será utilizada ao longo desta revisão.

A psoríase leve a moderada pode ser tratada topicamente com uma combinação de glucocorticoides, análogos de vitamina D e fototerapia. A psoríase moderada a grave requer frequentemente um tratamento sistémico. A presença de comorbilidades como a artrite psoriásica é também altamente relevante na selecção do tratamento.

Uma revisão sistemática concluiu que as evidências são insuficientes para fazer recomendações terapêuticas gerais para a amigdalectomia, excepto para pacientes seleccionados com psoríase recalcitrante, que está claramente associada à amigdalite.

Um estudo recente declarou que a homozigosidade HLA-Cw*0602 em doentes com psoríase em placas pode prever um resultado favorável à amigdalectomia.

Drug	Mechanism	Application
Methotrexate	Dihydrofolate reductase inhibition blocks purine biosynthesis; induction of lymphocyte apoptosis	s.c./oral
Cyclosporin	Calcineurin inhibition leading to reduced IL-2	Oral
Acitretin	Normalization of keratinocyte proliferation/differentiation through retinoid receptor binding	Oral
Fumarate	Intracellular glutathione, modulation of Nrf2, NF-κB, and HIF-1α; promoting a shift from a pro-inflammatory Th1/Th17 response to an anti-inflammatory/regulatory Th2 response.	Oral
Apremilast	PDE4 inhibitor increases in tracellular cAMP levels in immune and non-immune cell types modulating inflammation	Oral
Etanercept	Dimeric human fusion protein mimicking TNF-αR	s.c.
Infliximab	Chimeric IgG1κ monoclonal antibody that binds to soluble and transmembrane forms of TNF-α	i.v.
Adalimumab	Human monoclonal antibody against TNF-α	s.c.
Certolizumab	Fab portion of humanized monoclonal antibody against TNF-α conjugated to polyethylene glycol	s.c.
Ustekinumab	Human IgG1k monoclonal antibody that binds with specificity to the p40 protein subunit used by both the interleukin (IL)-12 and IL-23 cytokines IL-12/IL-23 p40	s.c.
Tildrakizumab	Humanized IgG1κ, which selectively blocks IL-23 by binding to its p19 subunit	s.c.
Guselkumab	Human immunoglobulin G1 lambda (IgG1λ) monoclonal antibody that selectively blocks IL-23 by binding to its p19 subunit	s.c.
Risankizumab	Humanized IgG1 monoclonal antibody that inhibits interleukin-23 by specifically targeting the p19 subunit	s.c.
Secukinumab	Human IgG1κ monoclonal antibody against IL-17A	s.c.
Ixekizumab	Humanized, immunoglobulin G4κ monoclonal antibody selectively binds and neutralizes IL-17A	s.c.
Brodalumab	Human monoclonal IgG2 antibody directed at the IL-17RA	s.c.

Biológicos:

No contexto do tratamento da psoríase, o uso actual do termo biologia refere-se a moléculas de engenharia complexa incluindo anticorpos monoclonais e proteínas de fusão receptoras. Os biológicos são diferentes das terapias sistémicas acima descritas, na medida em que visam vias inflamatórias específicas e são administrados por via subcutânea (s.c.) (ou intravenosa, ou seja, infliximab) em diferentes horários semanais.

A Biologia visa actualmente duas vias cruciais no desenvolvimento e cronicidade da placa psoriásica: o eixo IL-23/Th17 e a sinalização TNF-_.[54]

TNF-__

Os inibidores de TNF estão disponíveis há mais de uma década. São considerados a primeira geração de biólogos, e são eficazes para a psoríase em placas e a artrite psoriásica. Os inibidores de TNF-_ ainda são o padrão utilizado para avaliar a eficácia dos fármacos na investigação clínica da psoríase. [53]Existem actualmente quatro medicamentos nesta categoria: etanercept, infliximab, adalimumab, e certolizumab.

O Etanercept é único na categoria de biologia na medida em que não é um anticorpo monoclonal, mas sim uma proteína de fusão humana recombinante. A porção receptora do TNF-_ ligand é fundida à porção Fc de um anticorpo IgG1. [54]

Foi o primeiro inibidor de TNF-_ aprovado pela Food and Drug Administration (FDA) dos Estados Unidos para a psoríase. Infliximab é um anticorpo IgG1 monoclonal quimérico, e adalimumab é um anticorpo IgG1 monoclonal totalmente humano. [53]Neutralizam a actividade do TNF-_, ligando-se à sua forma solúvel e membranar. Estes medicamentos são particularmente utilizados para tratar a artrite psoriásica, e mostram uma eficácia semelhante.

Biosimilares na Psoríase

A introdução de biosimilares para diferentes doenças está a revolucionar a indústria farmacêutica

arsenal em mãos. Como as patentes de muitos biólogos enfrentam a expiração, versões biosimilares destes medicamentos estão a ser desenvolvidas, ou já estão a entrar no mercado. Um biosimilar é um produto biológico que deve cumprir dois requisitos: deve ser altamente semelhante a um produto biológico aprovado e não ter diferenças clinicamente significativas em termos de segurança, pureza, ou potência quando comparado com o produto de referência.

Foram emitidas directrizes para o desenvolvimento e aprovação de biossimilares pela Agência Europeia de Medicamentos, a FDA, e a Organização Mundial de Saúde. Existem actualmente oito biosimilares adalimumab, quatro infliximab biosimilares, e dois etanercept biosimilares aprovados na Europa. Ao baixar os custos do tratamento sistémico dos doentes com psoríase, os biossimilares podem também aumentar o acesso aos biólogos.

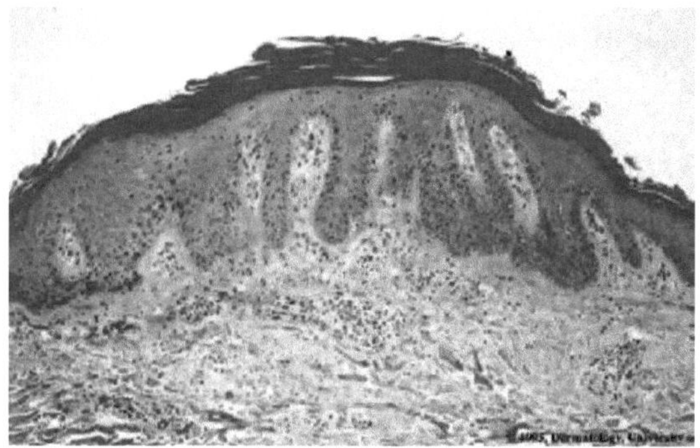

Figura: Fotomicrografia da psoríase cutânea exibe as características patognomónicas da Doença.

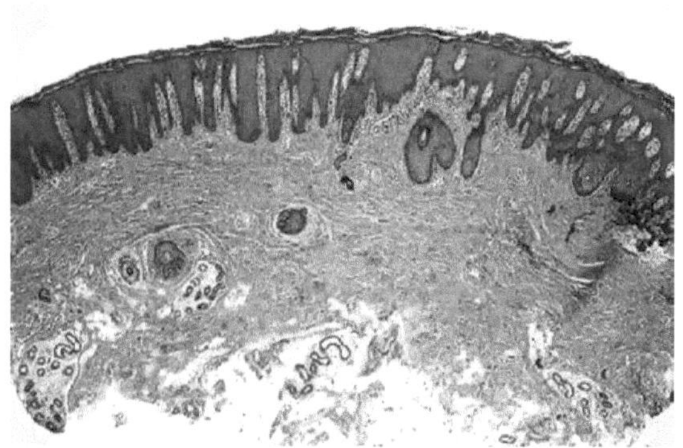

Figura: 'tubo de ensaio' - cristas em forma de rete.

Drogas no Gasoduto de Investigação:

O tofacitinibe é um inibidor oral Janus kinase (JAK) actualmente aprovado para o tratamento de

artrite reumatóide (AR) e PsA. O tofacitinibe mostrou uma taxa de resposta de 59% PASI 75 e 39% PASI 90 na semana 16, e foi também eficaz para a psoríase das unhas; contudo, o seu desenvolvimento para a psoríase foi interrompido por razões não relacionadas com a segurança. O upadacitinibe é outro inibidor JAK actualmente submetido a ensaios clínicos de fase III para o tratamento da artrite psoriásica.

Piclidenoson, um inibidor dos receptores de adenosina A3, serlopitante, um antagonista dos receptores de neuroquinina-1, e inibidores de RORt estão a ser testados como tratamentos orais para a psoríase. Dois

estão actualmente a ser testados diferentes biólogos que visam a IL-17 e um que visa a IL-23. Além disso, existem actualmente 13 ensaios clínicos fase III registados que testam biosimilares

para adalimumab (oito), infliximab (três), e etanercept (dois).[54]

Considerações dentárias:

O dentista deve concentrar-se na evacuação de agravos e operadores infecciosos, que podem conduzir à psoríase pelo fenómeno de Koebner ou dar prosseguimento com incitação antigénica para aumentar a doença. As medidas incorporam a expulsão e o tratamento da placa bacteriana e dos fossos e a consideração pela inadequação de dentes falsos, outros

aparelhos dentários, ou dentes estranhamente afiados ou partidos.

O tratamento paliativo incorpora a utilização de um sedativo tópico, por exemplo, lidocaína espessa ou difenil- hidrazina (Benadryl); um protector de mucosas de cobertura, por exemplo, uma cola dentária emoliente (Orabase) ou hidróxidos de magnésio e alumínio (Maalox); e lavagens solúveis. Para pacientes sugestivos, corticosteróides tópicos, por exemplo, gel fluocinoneto 0,05% (Lidex), podem ser aplicados para iluminar manifestações.[52]

Lúpus eritematoso sistémico

Introdução:

O lúpus eritematoso sistémico (LES) é a doença auto-imune quintessencial. Uma interacção complexa de depuração apoptótica deficiente, upregulação do sistema imunitário inato e adaptativo, activação do complemento, complexos imunitários e inflamação dos tecidos culmina num processo auto-imune auto-sustentado. Os mecanismos patogénicos múltiplos podem provavelmente convergir para os fenótipos clínicos a que chamamos LES.

A predisposição genética, os estímulos ambientais, e o meio hormonal, interagem no desenvolvimento e actividade da doença. As manifestações clínicas e o padrão de envolvimento de órgãos são amplamente heterogéneos, reflectindo o complexo mosaico de vias moleculares perturbadas que convergem para o fenótipo clínico do LES. [55]O padrão de manifestações clínicas e fenómenos auto-imunes é heterogéneo entre os pacientes e até muda ao longo do tempo em pacientes individuais. Por este motivo, o diagnóstico é muitas vezes difícil ou atrasado e depende de perícia clínica para combinar resultados clínicos e imunológicos.

Etiopatogénese:

O lúpus é uma doença mundial com uma predilecção marcante para as mulheres em idade fértil. Nas mulheres entre os 15 e 44 anos de idade, a proporção de mulheres para homens é de até 13:1 enquanto que nas crianças e nos idosos é de apenas 2:1. O Centro de Controlo e Prevenção de Doenças refere uma prevalência estimada de cerca de 322.000 casos de provável ou definitivo LES, mais elevada nos afro-americanos, índios americanos e nativos do Alasca.[56]

O aparecimento clínico do LES requer uma interacção de predisposição genética, precipitantes ambientais, factores imunológicos e hormonais. Num ambiente tão permissivo, juntamente com estímulos pró-inflamatórios como os interferões de tipo 1 e outras citocinas, perde-se a tolerância imunológica aos auto-antigénios.

A susceptibilidade genética é sugerida pela concordância de gémeos monozigóticos de 11-50% e pelo aumento do risco nas famílias. Muitos genes têm sido associados a uma predisposição para desenvolver lúpus, tipicamente codificando para componentes imunitários incluindo HLA, IRF5, ITGAM, STAT4, BLK e CTLA4 entre outros. Muitos estímulos ambientais têm sido implicados no lúpus. O stress psicológico também tem estado ligado a um aumento de 50% do risco de desenvolvimento do lúpus

Em lúpus, há provas de perturbação tanto dos braços inatos como adaptativos do sistema imunitário, ligados num circuito de feedback. As células T são defeituosas e a sua aberração no lúpus é complexa. Não produzem IL-2 suficiente e há uma polarização para Th17 sobre Tregs. Há um excesso de linfócitos T duplo-negativos. As células T no LES fornecem uma ajuda excessiva às células B. No lúpus, há evidências de perturbação tanto do inato como do braços adaptativos do sistema imunitário, ligados num laço de feedback. As células T são defeituosas e a sua aberração em lúpus é complexa. Não produzem IL-2 suficiente e há uma polarização para Th17 sobre Tregs.[56]

Além disso, a identificação de uma forte "assinatura" de interferão de tipo 1 em lúpus reconheceu o papel central do sistema imunitário inato. As células dendríticas são centrais na produção do interferão de tipo 1 e têm um papel na eliminação e detecção de ácidos nucleicos e complexos imunitários, autoantigénios conhecidos no lúpus. De facto, os ácidos nucleicos endógenos e externos são um importante estímulo antigénico no lúpus. Os auto-anticorpos que visam os antigénios ligados ao ácido nucleico são uma das marcas da doença. A principal fonte de tais antigénios provém da apoptose e das armadilhas extracelulares de neutrófilos (NETs).[56]

A apoptose é fundamental para a patogénese do lúpus. As células apoptóticas como os queratinócitos expostos à luz UV libertam bolhas ricas em auto-antigénios, incluindo Ro, La, e RNP. O excesso de resíduos apoptóticos não purificados está associado à inflamação e à produção de autoanticorpos. Por exemplo, a deficiência de C1q leva a um LES de início precoce em crianças.

<u>Características clínicas:</u>

O sinal mais conhecido de LE é a chamada borboleta facial erupção cutânea, mais frequentemente vista em SLE. Outras manifestações vistas na pele são a dermatite vasculítica, frequentemente vista nos dedos e atrás das orelhas, erupções maculopapulares, fenómeno de Raynaud, e alopecia. As lesões eritematosas da pele compreendem manchas bem definidas com incrustações aderentes. O LES pode mostrar uma série de características incluindo fadiga, envolvimento dos rins, coração, pulmões e cérebro, dores nas articulações e músculos, depressão e anemia. A artrite é simétrica e como a artrite reumatóide.

Cutâneo:

O envolvimento da pele no LES ocorre em quase 90% dos pacientes e inclui manifestações específicas do lúpus, tais como lúpus cutâneo agudo, lúpus cutâneo subagudo, e lúpus cutâneo crónico (lúpus discóide, lúpus profundo, lúpus chilblain, e lúpus tumidus. As manifestações não específicas do lúpus incluem alopecia, vasculite, livedo reticularis, periungual

telangiectasias, e o fenómeno de Raynaud.

A maioria das formas de lúpus cutâneo partilham descobertas histológicas semelhantes, tais como dermatite de interface com inflamação perivascular e periadnexial e podem ter imunoglobulina e depósito complementar na junção dermo-epidérmica. Uma biopsia é frequentemente fundamental no diagnóstico do lúpus cutâneo. Uma característica chave do lúpus eritematoso cutâneo é a sua distribuição fotossensível. O lúpus eritematoso cutâneo deve ser diferenciado de outras erupções fotossensíveis mais comuns, como a erupção de luz polimórfica ou a rosácea. Mais de 50% das erupções "fotossensíveis" biopsiadas em doentes com LES acabam por apresentar uma causa não lupus, tal como reacções inflamatórias não específicas ou erupção de luz polimórfica. Uma verdadeira erupção fotossensível em lúpus é elevada, atrasada e de longa duração. Ocorre tipicamente dias após a exposição à luz ultravioleta tende a durar mais de 3 semanas, e pode estar associado a sintomas sistémicos tais como artralgia ou fadiga.

A alopecia é comum no LES, mas pode ter causas múltiplas. A verdadeira alopecia lupus ou "lupus hair" é reversível e caracterizada pelo encurtamento do cabelo frontal,

que é irregular e com o cabelo partido a 5-25mm de comprimento. O lúpus discóide
pode levar a cicatrizes permanentes
lúpus.

Mucoskeletal:

O envolvimento músculo-esquelético Arthralgia e a verdadeira sinovite são muito
comuns no LES ocorrendo em quase 90%. Apresenta-se mais tipicamente como uma
poliartrite simétrica envolvendo a metacarpofalângica, a interfalângica proximal, e as
articulações do joelho. A monoartrite deve ser avaliada rapidamente para causas
alternativas. As erosões são raras (a menos que se utilizem imagens sensíveis) e estão
associadas a anticorpos anti-cíclicos dos peptídeos citrullinated. O envolvimento
periarticular, incluindo tendões e cápsulas articulares, é mais comum do que
anteriormente compreendido (descoberto por ultra-sons e ressonância magnética) e pode
levar a deformidades redutíveis conhecidas como artropatia de Jaccoud. A ultra-
sonografia articular e a ressonância magnética podem ajudar a diferenciar a doença
inflamatória activa da sensibilidade devido à fibromialgia e a quantificar a carga da
doença.

Importante, a fibromialgia, a fibromialgia Ness (a tendência para responder à doença e
ao stress psicossocial com fadiga e dor generalizada), e a depressão são comuns em
doentes com lúpus e associam-se à dor músculo-esquelética; estas não acompanham a
actividade da doença e
não deve ser mal interpretada como tal.

Doença renal:

O envolvimento renal está presente em cerca de 50% dos doentes com lúpus com
predilecção por certos grupos étnicos, como os afro-americanos (70%) . A detecção
precoce e o tratamento são primordiais, uma vez que a nefrite lúpica é uma das
principais causas de morbilidade e mortalidade no LES e o diagnóstico tardio é um
factor de risco de doença renal em fase terminal.

<u>**Manifestações orais:**</u>

Entre 20% e 50% dos doentes relatam lesões orais associadas ao LES. A estatística
precisa varia, dependendo do estudo e do país em que o estudo foi realizado;

percentagens mais baixas entre 6,5% e 21% foram comunicadas. Devido à sua elevada prevalência, as úlceras orais são consideradas actividade de doença primária e estão incluídas nos índices de diagnóstico para o Grupo de Avaliação do Lúpus das Ilhas Britânicas, Índice de Actividade de Lúpus Eritematoso Sistémico, Segurança dos Estrógenos na Avaliação Nacional do Lúpus Eritematoso, Medida de Actividade de Lúpus Sistémico, e Medida de Actividade de Lúpus Consenso Europeu.[57]

Em primeiro lugar, a língua, a mucosa da bochecha, os lábios e o paladar são afectados. As principais manifestações incluem úlceras aftosas orais e periodontite, embora outras manifestações incluam lesões erosivas, formação de cicatrizes, envolvimento da articulação temporomandibular com limitação da abertura da boca, sensação de ardor na boca, hipossalivação e boca seca.

A patofisiologia subjacente, pelo menos para a periodontite, é considerada semelhante à cascata inflamatória responsável pelo processo da doença do LES. De facto, o <u>LES</u> e a periodontite partilham manifestações patogénicas semelhantes, incluindo níveis elevados de citocinas pró-inflamatórias, níveis elevados de β_2 -glycoprotein 1-dependente da anticardiolipina, e mecanismos semelhantes de destruição de tecidos.[55] O LES não tratado ou mal gerido influencia directamente as estruturas dentárias e orofaciais.

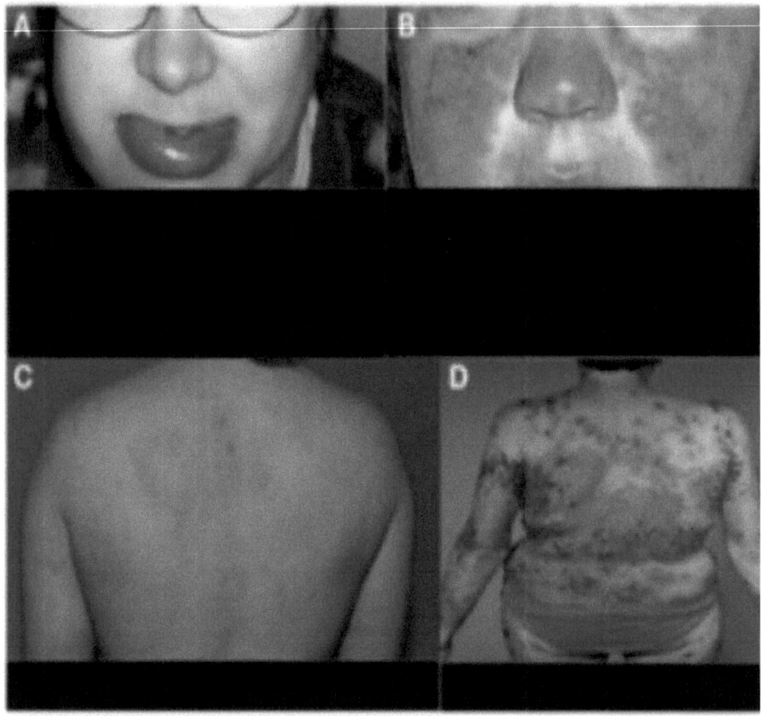

— Diseases caused by the immune system: a) Hereditary angioedema, b) Lupus (SLE), c) Urticarial vasculitis, d) Pemphigoid. Panelius J, Meri S - Front Med (Lausanne) (2015).

A manifestação clínica pode incluir dificuldades com a higiene oral e desafios com a colocação de próteses e implantes dentários devido à falta de dentes, lesões cariosas, e qualidade óssea inadequada. Algumas apresentações orais são potencialmente perigosas, tais como a claudicação dos maxilares. Em geral, o QOL para esta população de doentes pode estar significativamente comprometido.

Diagnóstico laboratorial :[56]

Os testes clínicos de rotina que sugerem que a pessoa tem uma doença sistémica activa incluem:

1. Taxa de sedimentação (ESR) e ligação CRP (proteína C-reativa), ambas frequentemente elevadas em inflamação por qualquer causa.

2. Electroforese de proteínas séricas que podem revelar aumento da gamaglobulina e diminuição da albumina.

3. Contagens de sangue de rotina que podem revelar anemia e baixa contagem de plaquetas e glóbulos brancos.

4. Química sanguínea de rotina que pode revelar:

Envolvimento dos rins pelo aumento do nitrogénio e creatinina no soro sanguíneo

Anormalidades dos testes de função hepática

Aumento das enzimas musculares (como o CPK) se o envolvimento muscular estiver presente.

Estas anomalias alertam para a presença de uma doença sistémica com envolvimento de múltiplos órgãos.

São comummente utilizados testes sanguíneos no diagnóstico de LES:

1. Teste de anticorpos antinucleares (ANA) para determinar se os autoanticorpos para núcleos celulares estão presentes no sangue

2. Teste de anticorpos anti-DNA para determinar se existem anticorpos para o material genético na célula

3. Teste de anticorpos anti-Sm para determinar se existem anticorpos para o Sm, que é uma ribonucleoproteína encontrada no núcleo da célula

4. Teste de complemento de soro (sangue) para examinar o nível total de um grupo de proteínas que podem ser consumidas em reacções imunitárias

5. Teste complementar das proteínas C3 e C4 para examinar níveis específicos.

ANA Positivo. O teste de anticorpo antinuclear imunofluorescente (ANA, ou FANA) é positivo em quase todos os indivíduos com LES (97%), e é o teste de diagnóstico mais sensível actualmente disponível para confirmar o diagnóstico de LES quando acompanhado por resultados clínicos típicos. No entanto, um teste de ANA positivo, por si só, não é prova de lúpus uma vez que o teste também pode ser positivo noutras doenças do tecido conjuntivo, tais como escleroderma, síndrome de Sjogren, artrite reumatóide, doenças da tiróide, doenças hepáticas, artrite juvenil e em indivíduos a serem tratados com certos medicamentos como procainamida, hidralazina, isoniazida, clorpromazina, etc. em doenças virais, tais como, mononucleose infecciosa, noutras infecções crónicas tais como, hepatite, lepra lepromatosa, endocardite bacteriana subaguda, malária, etc. em outras doenças auto-imunes, incluindo tiroidite, esclerose múltipla, etc. e em até 30-40% dos parentes assintomáticos de primeiro grau de pessoas com lúpus.

Um ANA positivo não equivale a ter uma doença.

Outros Autoanticorpos

Os anticorpos para o ADN são encontrados principalmente no LES.

Os anticorpos para histonas (proteínas de embalagem de ADN) são normalmente encontrados em pessoas com lúpus induzido por drogas (DIL), mas também podem ser encontrados naquelas com LES.

Os anticorpos para o antigénio Sm são encontrados quase exclusivamente em lúpus, e muitas vezes ajudam a confirmar o diagnóstico de LES.

Antocorpos para RNP (ribonucleoproteína) são encontrados em várias doenças do tecido conjuntivo. Quando presentes em níveis muito elevados, os anticorpos RNP são sugestivos de doença mista do tecido conjuntivo (MCTD), uma condição com sintomas como os de LES, polimiosite, e esclerodermia.

Os anticorpos para Ro/SS-A são encontrados em pessoas com lúpus ou síndrome de Sjogren, e são quase sempre encontrados em bebés que nascem com lúpus neonatal.

Os anticorpos para Jo-1 estão associados à polimiosite.

Os anticorpos para PM-Scl estão associados a certos casos de polimiosite que também têm características de esclerodermia.

Antocorpos para centrómeros (estrutura envolvida na divisão celular) são encontrados em pessoas com uma forma limitada de esclerodermia que tende a ter um curso crónico.

Complemento. Os testes laboratoriais que medem os níveis de complemento no sangue também podem ser úteis para fazer um diagnóstico de LES. Os testes de complemento mais comuns são C3, C4, e CH50 (complemento hemolítico total). Se o nível total do complemento sanguíneo for baixo, ou os valores do complemento C3 ou C4 forem baixos e a pessoa também tiver um ANA positivo, os resultados são mais sugestivos de lúpus. Níveis baixos de complemento C3 ou C4 com um ANA positivo podem significar a presença de doença activa.

A actividade da doença correlaciona-se com um aumento:

1. Ligação do CRP (proteína C-reativa)

2. ESR ou taxa de sedimentação

3. Anti- DNA

4. Testes de função hepática e renal (AST, ALT, BUN,creatinina)

5. CPK (enzima muscular)

6. Proteína de urina ou gesso celular.

A actividade da doença correlaciona-se com uma queda:

1. Hemograma ou hemograma completo (leucócitos, hemoglobina, plaquetas)

2. Componentes complementares

3. Lbumina sérica.

Tratamento: [57]

2019 actualização das recomendações EULAR para a gestão do lúpus eritematoso sistémico: (European alliance of Rheumatology Associations)

Table 1 Recommendations for the management of patients with systemic lupus erythematosus

Overarching principles

▶ SLE is a multisystem disease—occasionally limited to one or few organs—diagnosed on clinical grounds in the presence of characteristic serological abnormalities.

▶ SLE care is multidisciplinary, based on a shared patient-physician decision, and should consider individual, medical and societal costs.

▶ Treatment of organ-threatening/life-threatening SLE includes an initial period of high-intensity immunosuppressive therapy to control disease activity, followed by a longer period of less intensive therapy to consolidate response and prevent relapses.

▶ Treatment goals include long-term patient survival, prevention of organ damage and optimisation of health-related quality of life.

Recommendation/Statement	Level of agreement, mean (SD)
1. Goals of treatment	
1.1 Treatment in SLE should aim at remission or low disease activity (**2b/B**) and prevention of flares (**2b/B**) in all organs, maintained with the lowest possible dose of glucocorticoids.	10.0 (0)
1.2 Flares of SLE can be treated according to the severity of organ(s) involvement by adjusting ongoing therapies (glucocorticoids, immunomodulating agents) to higher doses, switching or adding new therapies (**2b/C**).	9.95 (0.22)
2. Treatment of SLE	
2.1 HCQ	
2.1.1 HCQ is recommended for all patients with SLE (**1b/A**), unless contraindicated, at a dose not exceeding 5 mg/kg/real BW (**3b/C**).	9.65 (1.11)
2.1.2 In the absence of risk factors for retinal toxicity, ophthalmological screening (by visual fields examination and/or spectral domain-optical coherence tomography) should be performed at baseline, after 5 years, and yearly thereafter (**2b/B**).	9.75 (0.70)
2.2 GC	
2.2.1 GC can be used at doses and route of administration that depend on the type and severity of organ involvement (**2b/C**).	9.95 (0.22)
2.2.2 Pulses of intravenous methylprednisolone (usually 250–1000 mg per day, for 1–3 days) provide immediate therapeutic effect and enable the use of lower starting dose of oral GC (**3b/C**).	9.85 (0.36)

2.2.3 For chronic maintenance treatment, GC should be minimised to less than 7.5 mg/day (prednisone equivalent) (**1b/B**) and, when possible, withdrawn. 9.65 (0.65)

2.2.4 Prompt initiation of immunomodulatory agents can expedite the tapering/discontinuation of GC (**2b/B**). 9.90 (0.30)

2.3 Immunosuppressive therapies

2.3.1 In patients not responding to HCQ (alone or in combination with GC) or patients unable to reduce GC below doses acceptable for chronic use, addition of immunomodulating/immunosuppressive agents such as *methotrexate,* (**1b/B**) *azathioprine* (**2b/C**) or *mycophenolate* (**2a/B**) should be considered. 9.85 (0.48)

2.3.2 Immunomodulating/immunosuppressive agents can be included in the initial therapy in cases of organ-threatening disease (**2b/C**). 9.85 (0.48)

2.3.3 *Cyclophosphamide* can be used for severe organ-threatening or life-threatening SLE as well as 'rescue' therapy in patients not responding to other immunosuppressive agents (**2b/C**). 9.90 (0.30)

2.4 Biologics

2.4.1 In patients with inadequate response to standard-of-care (combinations of HCQ and GC with or without immunosuppressive agents), defined as residual disease activity not allowing tapering of glucocorticoids and/or frequent relapses, add-on treatment with *belimumab* should be considered (**1a/A**). 9.20 (0.81)

2.4.2 In organ-threatening disease refractory or with intolerance/contraindications to standard immunosuppressive agents, *rituximab* can be considered (**2b/C**). 9.85 (0.48)

3 Specific manifestations

3.1 Skin disease

3.1.1 First-line treatment of skin disease in SLE includes *topical agents* (GC, calcineurin inhibitors) (**2b/B**), *antimalarials* (HCQ, quinacrine) (**1a/A**) and/or *systemic GC* (**4/C**). 10.0 (0)

3.1.2 In non-responsive cases or cases requiring high-dose GC, *methotrexate* (**3a/B**), *retinoids* (**4/C**), *dapsone* (**4/C**) or *mycophenolate* (**4/C**) can be added. 9.85 (0.48)

3.2 Neuropsychiatric disease

3.2.1 *Attribution* to SLE—as opposed to non-SLE—related neuropsychiatric manifestations, is essential and can be facilitated by neuroimaging, investigation of cerebrospinal fluid, consideration of risk factors (type and timing of the manifestation in relation to the onset of lupus, patient age, non-neurological lupus activity, presence of aPL) and exclusion of confounding factors (**2b/C**). 9.65 (0.85)

3.2.2 *Treatment* of SLE-related neuropsychiatric disease includes glucocorticoids/immunosuppressive agents for manifestations considered to reflect an inflammatory process (**1b/A**), and antiplatelet/anticoagulants for atherothrombotic/aPL-related manifestations (**2b/C**). 9.85 (0.48)

3.3 Haematological disease

3.3.1 *Acute treatment* of lupus thrombocytopenia includes high-dose GC (including pulses of intravenous methylprednisolone) (**4/C**) and/or intravenous immunoglobulin G (**4/C**). 9.95 (0.22)

3.3.2 For maintenance of response, immunosuppressive/GC-sparing agents such as *mycophenolate* (**2b/C**), *azathioprine* (**2b/C**) or *cyclosporine* (**4/C**) can be used. 9.75 (0.62)

3.3.3 Refractory cases can be treated with *rituximab* (**3a/C**) or *cyclophosphamide* (**4/C**). 9.65 (0.73)

3.4 Renal disease

3.4.1 Early recognition of signs of renal involvement and—when present—performance of a diagnostic renal biopsy are essential to ensure optimal outcomes (**2b/B**). 9.95 (0.22)

3.4.2 *Mycophenolate* (**1a/A**) or *low-dose intravenous* cyclophosphamide (**2a/B**) are recommended as initial (induction) treatment, as they have the best efficacy/toxicity ratio. 9.85 (0.36)

3.4.3 In patients at high risk for renal failure (reduced glomerular filtration rate, histological presence of fibrous crescents or fibrinoid necrosis, or tubular atrophy/interstitial fibrosis), similar regimens may be considered but high-dose intravenous cyclophosphamide can also be used (**1b/A**). 9.45 (0.80)

3.4.4 For maintenance therapy, *mycophenolate* (**1a/A**) or *azathioprine* (**1a/A**) should be used. 9.75 (0.62)

3.4.5 In cases with stable/improved renal function but *incomplete renal response* (persistent proteinuria >0.8–1 g/24 hours after at least 1 year of immunosuppressive treatment), *repeat biopsy* can distinguish chronic from active kidney lesions (**4/C**).	9.85 (0.48)
3.4.6 Mycophenolate may be combined with low dose of a calcineurin inhibitor in severe nephrotic syndrome (**2b/C**) or incomplete renal response (**4/C**), in the absence of uncontrolled hypertension, high chronicity index at kidney biopsy and/or reduced GFR.	9.50 (0.81)
4 Comorbidities	
4.1 Antiphospholipid syndrome	
4.1.1 All patients with SLE should be screened at diagnosis for aPL (**1a/A**).	10.0 (0)
4.1.2 Patients with SLE with high-risk aPL profile (persistently positive medium/high titres or multiple positivity) may receive primary prophylaxis with antiplatelet agents (**2a/C**), especially if other atherosclerotic/thrombophilic factors are present, after balancing the bleeding hazard.	9.45 (0.80)
4.1.3 For secondary prevention (thrombosis, pregnancy complication/loss), the therapeutic approach should be the same as for primary antiphospholipid syndrome (**1b/B**).	10.0 (0)
4.2 Infectious diseases	
4.2.1 Patients with SLE should be assessed for *general and disease-related risk factors* for infections, such as advanced age/frailty (–/D), diabetes mellitus (–/D), renal involvement (**2b/B**), immunosuppressive/biological therapy (**1b-2b/B-C**) and use of GC (**1a/A**).	9.85 (0.65)
4.2.2 General preventative measures (including immunisations) and early recognition and treatment of infection/sepsis are recommended (–/D).	9.90 (0.44)
4.3 Cardiovascular disease	
4.3.1 Patients with SLE should undergo regular assessment for *traditional* (**1b/B-C**) and *disease-related risk factors* for cardiovascular disease, including persistently active disease (**1b/B**), increased disease duration (**1b/A**), medium/high titres of aPL (**1b/A**), renal involvement (**1b/B**) (especially, persistent proteinuria and/or GFR <60 mL/min) and chronic use of GC (**1b/B**).	9.85 (0.65)
4.3.2 Based on their individual cardiovascular risk profile, patients with SLE may be candidates for preventative strategies as in the general population, including *low-dose aspirin* (**2b/D**) and/or *lipid-lowering agents* (**2b/D**).	9.85 (0.48)

aPL, antiphospholipid antibodies; GC, glucocorticoids; GFR, glomerular filtration rate; HCQ, hydroxychloroquine; SLE, systemic lupus erythematosus.

Pesquisas/ aspectos futuros do LES : [57]

Metas da terapia

►► Exploração de um nível de actividade de doença residual universalmente aceite, se a remissão não puder ser alcançada.

Terapias e monitorização de doenças existentes

►► Eficácia dos regimes de tratamento com inibidores de calcineurina na lupus nephritis (LN) em diferentes grupos raciais/étnicos e em pontos de tempo mais longos.

►► Utilidade das medições dos níveis de sangue de drogas (hidroxicloroquina [HCQ], micofenolato mofetil e em breve).

►► Eficácia da quinacrina como imunomodulador em doentes com toxicidade da retina induzida pelo HCQ.

►► Ensaios comparativos de medicamentos imunossupressores convencionais com relatórios de resultados globais e de órgãos específicos.

►► Ensaios aleatórios que testam regimes de glucocorticóides de dose cumulativa mais baixa em relação aos regimes convencionais.

►► Regime de tratamento óptimo do rituximab: regular versus a pedido.

►► Duração óptima da terapia e tempo de descontinuação (doença renal e extrarrenal).
►► Valor da biópsia renal repetida para monitorização do LN e determinação da resposta clínica versus histológica à terapia.

Fisiopatologia e Biomarcadores
►► Susceptibilidade de desenvolver lúpus eritematoso sistémico (LES).

►► Envolvimento dos sistemas de órgãos sobre outros, multisistema versus doença que domina os órgãos.

►► Resposta a agentes terapêuticos específicos sobre outros (farmacogenética, transcriptómica, etc.).

Concepção de ensaios clínicos e desenvolvimento de novos medicamentos
►► Optimização da concepção de ensaios clínicos e pontos finais de estudo para maximizar a probabilidade de aprovação de novos medicamentos no LES.

►► Manuseamento de medicamentos de base para evitar a polifarmácia e "diluição" dos efeitos positivos dos medicamentos em estudo.

►► Inclusão de pontos finais específicos de órgãos e medidas de actividade da doença.

►► Aumento do número de centros de ensaio com formação adequada (recrutamento, infra-estruturas e formação).

►► Academia versus ensaios clínicos orientados pela indústria.

Lúpus eritematoso discóide:

O lúpus eritematoso discóide (DLE) é uma dermatose crónica, cicatrizante, que produz atrofia, fotossensível. O LES pode ocorrer em doentes com lúpus eritematoso sistémico (LES), e alguns doentes (<5%) com LES progridem para LES. As anomalias serológicas são pouco comuns. Os doentes com AED raramente têm uma doença sistémica clinicamente significativa. As lesões podem produzir cicatrizes ou atrofia. A alopecia cicatricial é particularmente perturbadora.

Etiologia:

 O DLE ocorre provavelmente em indivíduos geneticamente predispostos, mas a ligação genética exacta ainda não foi determinada. A fisiopatologia do DLE não é bem compreendida. Tem sido sugerido que uma proteína de choque térmico é induzida no queratinócito após exposição à luz ultravioleta (UV) ou stress, e esta proteína pode actuar como um alvo para a citotoxicidade das células epidérmicas mediada por células T.

Características clínicas:

 O lúpus eritematoso discóide é uma doença relativamente comum que, tal como a forma sistémica, ocorre

predominantemente na terceira e quarta décadas. É também consideravelmente mais comum nas mulheres do que nos homens. Embora qualquer área de pele possa estar envolvida pela forma discóide do lúpus eritematoso, os locais mais comuns são o rosto, as membranas mucosas orais, o peito, as costas e as extremidades.

As lesões cutâneas típicas são máculas vermelhas ou roxas ligeiramente elevadas que são frequentemente cobertas por escamas cinzentas ou amarelas aderentes. [57,58]A remoção forçada da escama revela numerosas extensões de "alcatifa" que tinham mergulhado em canais pilosebáceos alargados. As lesões aumentam de tamanho por crescimento periférico, característica que caracteriza parcialmente a doença. A periferia da lesão parece rosa ou vermelha, enquanto que o centro apresenta um aspecto atrofiado e cicatrizado indicativo da natureza de longa data da doença com cicatrização central característica.

A forma discóide da doença pode também assumir uma distribuição típica "borboleta" nas regiões malares e através da ponte do nariz. Uma vez que esta não é uma característica constante da doença e que uma distribuição semelhante de lesões pode ocorrer em certas outras doenças, o seu significado diagnóstico não deve ser sobrevalorizado.

O carcinoma epidermoide, e menos frequentemente, o carcinoma basocelular tem sido relatado em cicatrizes cicatrizadas de lúpus discóide.[58] Este é apenas um achado ocasional, e pensa-se que ocorre apenas em casos de duração igual ou superior a 20 anos.

Manifestações orais:

 O envolvimento da mucosa oral é relatado em 20-50% dos casos de lúpus eritematoso discóide e ligeiramente mais frequentemente na forma sistémica da doença, de acordo com Andreasen. Com as membranas da mucosa oral afectadas numa percentagem tão elevada de casos, o dentista deve estar consciente deste problema. A mucosa oral pode estar envolvida antes ou depois do desenvolvimento de lesões cutâneas ou mesmo na ausência de manifestações cutâneas.

As lesões orais na forma **discóide** começam como áreas eritematosas, por vezes ligeiramente elevadas mas mais frequentemente deprimidas, geralmente sem endurecimento e tipicamente com manchas brancas. Ocasionalmente, pode ocorrer ulceração superficial e dolorosa com crosta ou hemorragia mas sem formação real de escamas como se vê na pele. As margens das lesões não são nitidamente demarcadas, mas mostram frequentemente a formação de uma zona estreita de queratinização.

Muitas vezes, as riscas brancas finas irradiam das margens. A cicatrização central pode resultar em cicatrizes deprimidas. Estas lesões, que eram sintomáticas em 75% de um grupo de 32 pacientes com manifestação oral descrita por Schiodt e seus associados, são mais comuns na mucosa bucal, paladar e língua. No caso da língua, verifica-se também atrofia das papilas e fissuras graves. [58]

A borda vermelha dos lábios, particularmente a mais baixa, é um local muito comum para estas lesões. As placas eritematosas, atróficas, rodeadas por uma borda queratósica, podem envolver todo o lábio e estender-se sobre a superfície da pele. A transformação maligna destas lesões labiais ocorre com alguma frequência, e os casos relatados foram revistos por Andreasen.

<u>Tratamento:</u>

 Os objectivos da gestão são melhorar a aparência do paciente, controlar as lesões existentes e limitar as cicatrizes, e prevenir o desenvolvimento de mais lesões. O prognóstico dos pacientes com AED crónica é favorável no que diz respeito à mortalidade; contudo, muitos pacientes continuam a sentir dor nas suas lesões ou podem sofrer desfiguração das cicatrizes ou atrofia que se podem desenvolver.

PERTURBAÇÕES DO TECIDO CONJUNTIVO

Síndrome de Ehlers Danlos

Introdução:

A síndrome de Ehlers Danlos (SED) é um grupo de perturbações do tecido conjuntivo hereditário que se manifesta clinicamente com hiper elasticidade da pele, hipermobilidade das articulações, cicatrizes atróficas, e fragilidade dos vasos sanguíneos. É largamente diagnosticada clinicamente, embora seja necessário identificar o gene que codifica o colagénio ou as proteínas que interagem com ele para identificar o tipo de SED. n 2017, foi proposta uma nova classificação internacional de SED com 13 variantes diferentes. Esta síndrome é heterogénea e foi classificada em seis tipos (clássica, vascular, hipermóvel, artrocalasis, cifoscoliose, e dermatosparaxis), sendo a patologia causal do colagénio diferente para cada tipo.[59] A patofisiologia da maioria dos subtipos da síndrome de Ehlers Danlos envolve mutações hereditárias na síntese e/ou processamento do colagénio. O padrão de herança destas mutações é variável, incluindo herança autossómica dominante e recessiva envolvendo diferentes mutações; contudo, vale a pena notar que há relatos de mutações espontâneas causando genótipos e fenótipos idênticos.

Hipermobilidade articular assintomática e não sindrómica, síndrome de Ehlers-Danlos, e perturbações do espectro da hipermobilidade (particularmente do tipo hipermóvel) são os fenótipos mais comuns associados à hipermobilidade articular. As compilações destas síndromes podem ser dor crónica, disautonomia, dismotilidade gastrointestinal, activação de mastócitos, ansiedade e estados fóbicos. Uma gama invulgarmente grande de movimentos articulares (hipermobilidade) ocorre na maioria das formas de síndrome de Ehlers-Danlos, e é uma característica distintiva do tipo hipermóvel. Lactentes e crianças com hipermobilidade têm frequentemente um tónus muscular fraco (hipotonia), o que pode atrasar o desenvolvimento de capacidades motoras como sentar, estar de pé e andar. As articulações soltas são instáveis e propensas a deslocamentos e dores crónicas.[59,60]

Epidemiologia:

A prevalência da síndrome de Ehlers-Danlos é estimada entre 1 em 5000 e 1 em 100.000, com base no subtipo EDS, mas isto pode ser uma subestimação. A prevalência exacta dos diferentes subtipos de SED ainda não é conhecida. Na nossa revisão da literatura de 2019, os dados epidemiológicos baseados no novo sistema de classificação de 2017 são mínimos, visto que a maioria dos dados se baseia na nosologia de 1997, na qual a etiologia genética ainda não era um pilar fundamental para o diagnóstico. O que pode ser delineado é que a SDE do tipo hipermobilidade é o subtipo mais comum, com uma incidência entre 1 em 10000 e 1 em 15000.

<u>Tipos clínicos e etiologia:</u>

Em 2017, o Consórcio Internacional EDS publicou um novo sistema de classificação internacional para substituir a classificação numérica desactualizada de Villefranche. Devido à heterogeneidade e sobreposição da apresentação clínica dos subtipos do SDE, o objectivo do novo sistema de classificação não era apenas descrever critérios clínicos sugestivos para cada subtipo, mas também apresentar dados para confirmação diagnóstica genética e molecular para todos os subtipos, excepto o tipo hipermóvel.

O SDE clássico envolve um padrão de herança autossómico dominante (AD), e os genes mutantes associados incluem COL5A1 e/ou COL1A1, que codificam o colagénio tipo V e tipo I, respectivamente. Os principais critérios clínicos incluem cicatrizes atróficas, hiperextensibilidade cutânea, e hipermobilidade articular generalizada. Os critérios clínicos menores incluem dobras epicárdicas, fragilidade da pele, pele "pastosa" mole, contusões fáceis, hérnia, complicações da hipermobilidade articular, pseudotumores moluscóides, esferóides subcutâneos, e uma história familiar de um parente de primeiro grau que é afectado por e cumpre os mesmos critérios clínicos. [60]

O SDE clássico envolve um padrão de herança autossómica recessiva (AR) e está associado a uma mutação no gene TNXB, que codifica a tenascina XB. Os principais critérios clínicos incluem hiperextensibilidade cutânea sem cicatrizes atróficas, hipermobilidade articular generalizada, e hematomas fáceis. Os critérios clínicos menores incluem edema não cardiogénico das extremidades inferiores, fraqueza muscular ligeira, atrofia dos músculos das mãos e pés, polineuropatia axonal, deformidades dos pés, e prolapso cavitário (uterino, vaginal, rectal).

A SED cardio-valvar envolve um padrão de herança AR e está associada a mutações nos genes COL1A2 e/ou NMD, que codificam o colagénio tipo I. Os critérios clínicos primários incluem hiperextensibilidade cutânea, cicatrizes atróficas, facilidade de contusão, hipermobilidade articular restrita ou generalizada, e problemas cardíacovalvulares progressivos. Os critérios clínicos menores incluem deformidades do pé, deformidade do pectus, luxações articulares, e hérnias inguinais. [60]

O SED vascular envolve um padrão de herança AD e está associado a mutações nos genes COL3A1 e/ou COL1A1, que codificam o colagénio de tipo III e tipo I, respectivamente. Os principais critérios clínicos incluem ruptura arterial numa idade jovem, ruptura uterina (especificamente terceiro trimestre sem factores de risco), a formação de uma fístula carotídeo-cavernosa do seio sem trauma, e um historial familiar confirmado através de testes genéticos.[59,60] A luxação congénita da anca e o pneumotórax espontâneo são dois dos critérios menores que devem ser razoavelmente identificáveis para empregar outras medidas de diagnóstico.

<u>Manifestação oral:</u>

Vários problemas dentários, incluindo um aumento do risco de cárie dentária e fracturas dentárias, são alegadamente associados à SED. A SED clássica, no entanto, pode estar associada a dentinogénese anormal que resulta em anomalias radiculares localizadas. Raízes encurtadas ou bulbosas parecem ser características específicas desta condição e o subsequente afrouxamento dos dentes pode ser mal interpretado como periodontite localizada. A calcificação da polpa, ou seja, pedras de polpa ou obliteração, é outro achado comum na SED.

Um dos primeiros relatórios sobre aberrações orais dos tecidos moles em doentes com SED realçou a fragilidade gengival e a elevada translucidez. A ausência ou hipoplasia do frenulado lingual e/ou labial inferior foi documentada em 90% dos casos de SED em comparação com 1,8% nos controlos e parece ser um marcador característico de pelo menos SED clássico e hipermóvel.

As radiografias dentárias exibem grandes cavernas de polpa, esmalte fino com radiopacidade reduzida, e raízes curvas.

<u>Perturbações dermatológicas:</u>

As manifestações cutâneas são a marca registada da síndrome de Ehlers-Danlos. As mais comuns são a hiperextensibilidade, textura suave e aveludada, fragilidade, cicatrizes atróficas após a cicatrização da ferida, e finas cicatrizes atróficas. A luxação do ombro é geralmente o sinal inicial da SED. As crianças com este tipo tendem a ter várias queixas, particularmente intolerância ortostática, diarreia, incontinência urinária, controlo postural deficiente, dor e fadiga. Muitas vezes, a fraqueza muscular é uma característica proeminente, com os doentes a terem tendência a cair.

Por vezes, os doentes relatam dificuldades em andar. A pele é geralmente branca e macia ao toque, e os vasos subjacentes podem tornar-se aparentes. A pele tem uma sensação pastosa e é facilmente hiperextensível. É facilmente extensível e regressa imediatamente ao seu estado original após a sua libertação. Os pseudotumores de moluscoides são pequenos e esponjosos, observados sobre cicatrizes e pontos de pressão. São normalmente encontrados em doentes com SED de tipo I.[59,60]

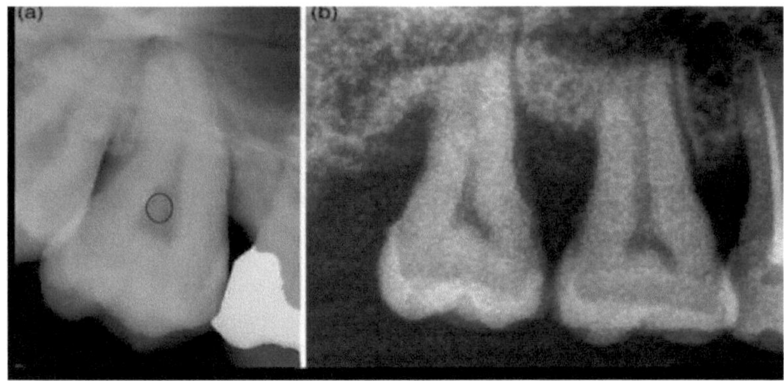

a) As pedras de polpa são calcificações da polpa (marcadas com um círculo) e normalmente não causam doença da polpa ou sintomas subjectivos. (b) Os molares maxilares têm geralmente três raízes. Os molares que se apresentam com fusão radicular têm apenas uma raiz.

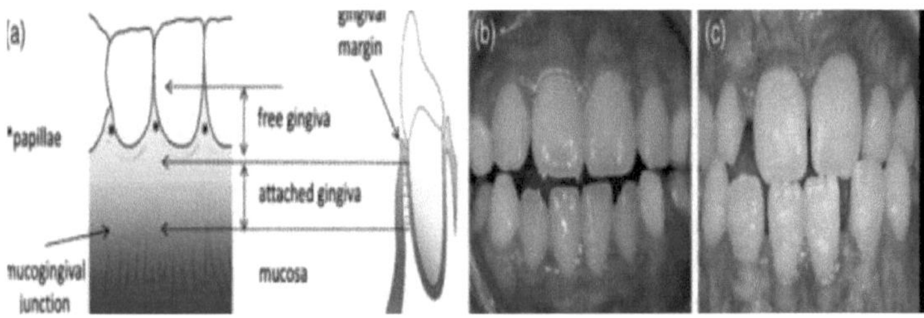

Fenótipo gengival específico com síndrome de Ehlers-Danlos periodontal. (a,b) A gengiva e a mucosa são o epitélio de revestimento da cavidade oral. A gengiva é queratinizada e mais espessa do que a mucosa para proporcionar protecção mecânica. Está subdividida na gengiva livre não-inserida, que inclui a margem gengival e as papilas, e a gengiva anexa. A gengiva ligada é apertada e inamovível ligada ao periósteo através das fibras de colagénio tipo I. A borda entre a gengiva e a mucosa anexa constitui a junção mucogingival. In vivo, é por vezes visível como uma linha branca. A mucosa oral está apenas vagamente ligada ao periósteo, é móvel, fina, mais frágil, translúcida e os vasos sanguíneos são visíveis. (c) A falta de gengiva ligada, que é patognomónica para a SED periodontal, é reconhecida pelas gengivas finas e translúcidas com maior visibilidade vascular e levando a uma maior fragilidade gengival. [62]

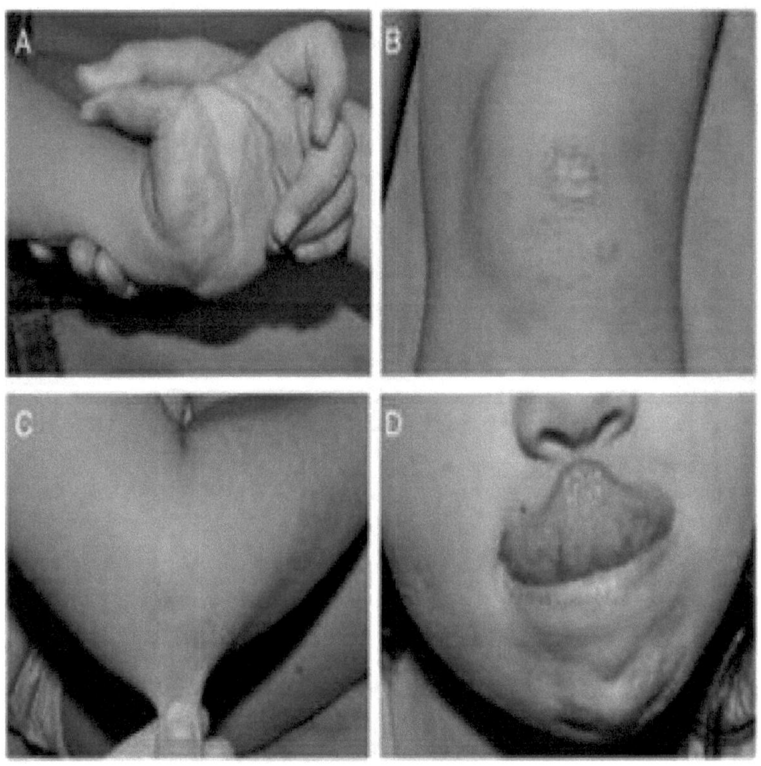

Sinais clínicos característicos da síndrome clássica de Ehlers-Danlos. A, Hipermobilidade articular com hiperextensão dos dedos. B, cicatrizes atróficas com uma aparência semelhante à do papel de cigarro. C, Hiperlaxidade da pele. D, Hiperextensão da língua (sinal de Gorlin).[62]

Diagnóstico:

O diagnóstico tem em grande parte a sua base na identificação de um conjunto de sintomas previamente descritos que alertam o praticante para a possibilidade do síndroma de Ehlers-Danlos. Após essa suspeita, uma avaliação inicial das queixas de um doente deve ser adaptada ao sistema específico identificado para determinar se são de facto consistentes com a SED.

A hiperextensibilidade da pele é avaliada e diferenciada de outras etiologias como a cutis laxa, assegurando que a pele facilmente esticada regressa imediatamente à sua forma e forma originais após manipulação manual. Em última análise, recomenda-se o encaminhamento para um geneticista que possa realizar testes genéticos de diagnóstico para um diagnóstico específico a nível de subtipo. Além disso, pode ser realizada uma biopsia de tecido com análise microscópica electrónica para avaliar anomalias clássicas na aparência do colagénio. [60]

Diagnóstico diferencial:

- Síndrome de Marfan

- Síndrome de Loeys-Deitz

- Cutix laxa

- Osteogénese impefecta tipo - I

- **Gestão:**

  Os doentes com síndrome de Ehlers-Danlos devem estar conscientes da multiplicidade de complicações da doença e das potenciais medidas preventivas. O tratamento e gestão de pacientes com SED deve utilizar uma abordagem multidisciplinar que se concentre na prevenção da progressão da doença e das complicações subsequentes, uma vez que não existe cura para a doença.

Os especialistas geralmente gerem cuidados específicos dentro da área de que o paciente tem em relação à patologia. Com as articulações hipermóveis vem o aumento do risco de subluxação e luxação das articulações. A prevenção é o aspecto mais crucial da gestão médica, uma vez que cada lesão aumenta a probabilidade de recorrência e complicações como a osteoartrose. [59,60]

O rastreio cardiovascular deve ser feito regularmente para mitigar os factores de risco da melhor forma possível. A hipertensão, por exemplo, aumenta a tensão em vasculatura já frágil e aumenta o risco de complicações ao longo do tempo, devendo ser gerida de forma agressiva. O rastreio de anomalias estruturais do coração, tais como anomalias da raiz aórtica e da válvula mitral, deve ser realizado por ecocardiografia, uma vez que estas podem requerer intervenção cirúrgica para evitar as complicações de ruptura ou insuficiência cardíaca congestiva, respectivamente.

As pacientes com SED grávidas devem ser acompanhadas e geridas por obstetras formadas em gravidez de alto risco.

O prognóstico varia consideravelmente com base no subtipo e se a morbilidade ou mortalidade é uma consideração mais significativa.

Esclerose sistémica

Introdução:

O escleroderma é uma doença rara do tecido conjuntivo com patogénese desconhecida e complexa. A esclerodermia pode ser dividida em duas formas, esclerodermia localizada (morfema, esclerodermia linear, e esclerodermia en coup de sabre), ou esclerodermia sistémica, que pode ainda ser classificada como esclerose sistémica limitada (anteriormente conhecida como a síndrome CREST que compreendia calcinose, fenómeno de Raynaud, dismotilidade esofágica, esclerodactilia, e telangiectasia) ou esclerodermia sistémica difusa com base em critérios clínicos e serológicos. A SSc é uma doença multissistémica, com uma variação significativa na apresentação clínica entre os indivíduos afectados. Em geral, a SSc cutânea difusa (DcSSc) é mais grave e tem uma mortalidade mais elevada do que a SSc cutânea limitada (LcSSc), com um envolvimento mais comum e mais grave dos órgãos internos.[61]

A fisiopatologia da SSc é complexa e não completamente compreendida. As marcas da doença são (1) insulto vascular, (2) auto-imunidade, e (3) fibrose tecidual. A SSc tem vários fenótipos clínicos, que podem ser atribuídos a diferenças na contribuição destes na patogénese da doença em cada paciente.[61]

Os anticorpos antinucleares (ANA) podem estar presentes em mais de 90% dos casos de esclerose sistémica, e pelo menos um dos autoanticorpos mais específicos (anti-centrómero, anti-SCL70, e anti-RNA polimerase III) está presente em até 70% dos casos.[61] Os órgãos mais frequentemente afectados pela esclerodermia são a pele, o tracto gastrointestinal, os pulmões, os rins, o músculo esquelético, e o pericárdio.

Etiologia:

A etiologia exacta da SSc não é completamente compreendida, e pensa-se que tanto factores genéticos como ambientais contribuem para o desenvolvimento da SSc.

Factores genéticos

A SSc tem sido associada ao agrupamento familiar, e há provas de agrupamentos de múltiplas outras doenças auto-imunes que ocorrem em familiares de doentes com SSc. Estudos de associação de genomas confirmaram a associação de uma região genética de grande histocompatibilidade complexa com SSc, semelhante a outras doenças auto-imunes como o lúpus eritematoso sistémico e a artrite reumatóide. A associação de antigénios leucócitos humanos específicos (HLA), incluindo HLA DRB1*1104, DQA1*0501, e DQB1*0301, com SSc é há muito conhecida.[61]

Factores ambientais

Vários estímulos ambientais têm sido associados ao desenvolvimento subsequente da SSc. Estes incluem agentes infecciosos como o citomegalovírus (CMV), o vírus Epstein-Barr (EBV), e o parvovírus B19. A exposição ao pó de sílica tem sido associada ao SSc e a exposição a outros agentes tais como solventes orgânicos, tolueno, xileno tricloroetileno, policloreto de vinilo tem sido ocasionalmente associada.

Manifestações orais:

A restrição da abertura bucal na esclerose sistémica, resultante da fibrose facial e mucosa, pode comprometer o acesso oral, o que limita a abertura bucal em 70% destes pacientes e impede o autocuidado adequado. A função das mãos e articulações pode diminuir com o tempo principalmente devido ao aperto da pele, em vez da artropatia, que pode ter um impacto negativo nas actividades diárias, incluindo a manutenção de cuidados orais adequados.

A doença periodontal também pode ser um problema para os pacientes com esclerodermia. É pouco provável que isto esteja unicamente relacionado com a dificuldade em realizar a higiene oral. A microvasculopatia é uma característica da esclerose sistémica, que tem sido relatada em amostras de biópsias de membranas de ligamentos periodontais espessados.[61] A redução da vascularidade com a isquemia dos tecidos resultante pode explicar o aumento da susceptibilidade à doença periodontal e, por conseguinte, o aumento da prevalência de dentes soltos ou móveis nestes doentes.

Além disso, as alterações de colagénio das mucosas orais resultam no aspecto fino, pálido e apertado e na perda da integridade vascular. Isto também contribui para a recessão gengival e para a remoção da gengiva anexa.

Os doentes com esclerodermia apresentam taxas reduzidas de secreção lacrimal e salivar, que podem ser devidas à fibrose dos tecidos glandulares ou à síndrome secundária de Sjogren. A síndrome de Sicca na esclerodermia é provavelmente uma complicação do processo fibrótico em torno de capilares e condutas excretoras, a esclerose da parede capilar pode induzir anomalias funcionais reduzindo a permeabilidade vascular, e a fibrose periductal que interfere com a excreção salivar.[61,62]

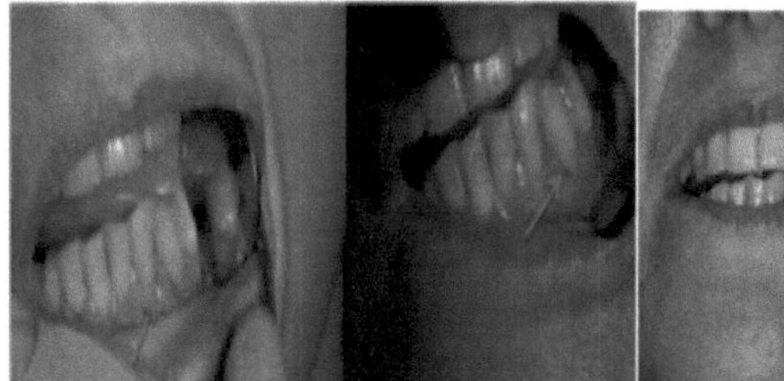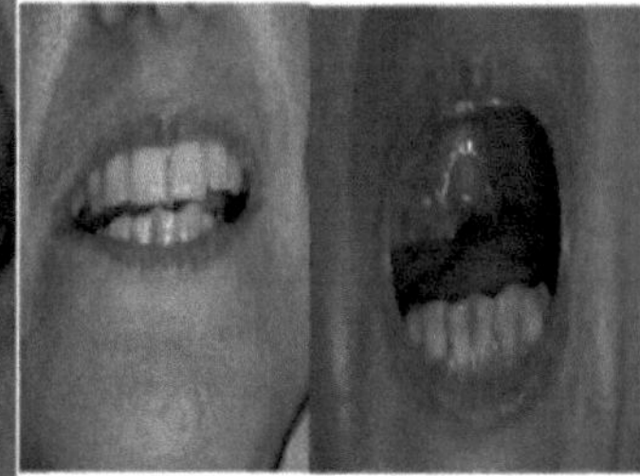

A)Recessão gengival sem gengiva anexa b)Trismo e microstomia severos com redução da distância interincisal (21mm) resultante da fibrose perioral densa.

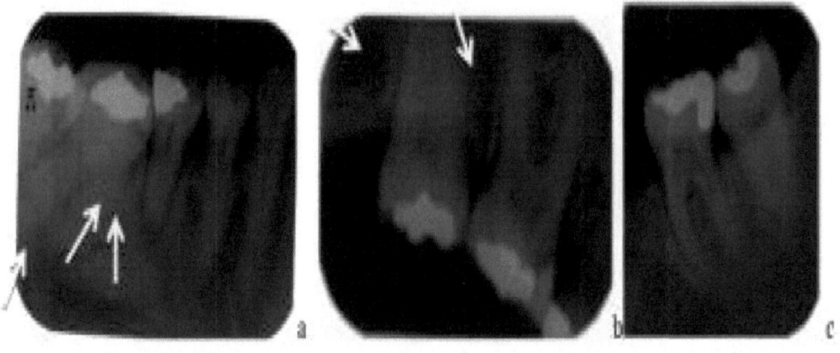

a. Alargamento do espaço do ligamento periodontal com uma lesão periapical e reabsorção externa da raiz em torno de 45 b. Alargamento do espaço do ligamento periodontal em torno das raízes 16 e 17 c. Sinais de alargamento precoce do espaço do ligamento periodontal em torno de 37 e alargamento do espaço do ligamento periodontal em torno das raízes de 36.[63]

Manifestação dermatológica:

O envolvimento da pele é a característica mais evidente da SSc e está presente em quase todos os pacientes com SSc com graus e severidade variáveis. A classificação dos SSc em LcSSc e DcSSc baseia-se no grau de envolvimento cutâneo. O envolvimento cutâneo distal aos cotovelos e joelhos com poupa do tronco é classificado como LcSSc, enquanto o envolvimento cutâneo proximal aos cotovelos ou joelhos e/ou envolvimento do tronco é classificado como DsSSc. A face pode estar envolvida tanto em LcSSc como em DcSSc.

A *"fase inicial dos dedos inchados"* está associada a inflamação e edema não-pitting das mãos e pode durar vários meses. Prurite, dor ardente, e eritema são comuns. O edema pode levar à compressão das estruturas subjacentes, e neuropatias de compressão como a síndrome do túnel do carpo são comuns.[62] A perda de apêndices cutâneos causa pele seca e desconfortável. O espessamento e fibrose cutânea começam a desenvolver-se durante esta fase inicial, que é então seguida pela fase fibrótica.

Durante esta *segunda fase fibrótica prolongada*, a fibrose e o espessamento da pele começa distal às articulações metacarpofalângicas (esclerodactilia) e progride proximalmente. A pele espessa como couro e a fibrose das estruturas subcutâneas mais profundas levam a contraturas permanentes e a uma diminuição da mobilidade das articulações periféricas. Há ainda perda de apêndices de pele e tecido adiposo subcutâneo (lipodistrofia). O envolvimento facial causa uma pequena abertura oral (boca de peixe ou fácies mascaradas). Podem desenvolver-se úlceras cutâneas em locais de trauma tais como superfícies extensoras de metacarpofalângicas, interfalângicas, ou articulações do cotovelo. Pode ser observado um aspecto semelhante ao sal e pimenta devido a áreas de despigmentação entre a pele normalmente pigmentada. [62]

A *fase final de suavização da pele* pode ser vista ocasionalmente e ocorre normalmente muitos anos após a apresentação inicial. Durante esta fase, a pele, especialmente no tronco e antebraços, pode começar a amolecer e voltar à pele clinicamente normal, embora o tecido subcutâneo subjacente ainda seja fibrótico.

As telangiectasias podem ser vistas em SSc devido à dilatação dos capilares, e são comuns nas mãos, face, superfícies mucosas, e por vezes no tronco. As telangiectasias branqueiam na aplicação de pressão. Podem aumentar ao longo do tempo e estão associadas a um risco acrescido de hipertensão pulmonar. [62]

A calcinose subcutânea pode ser vista tanto em DcSSc como em LcSSc, embora seja mais comum em LcSSc e em doentes com um anticorpo anti-centrómero positivo. A calcinose deve-se a aglomerados de depósitos subcutâneos de hidroxiapatite de cálcio e é mais frequentemente observada em áreas de

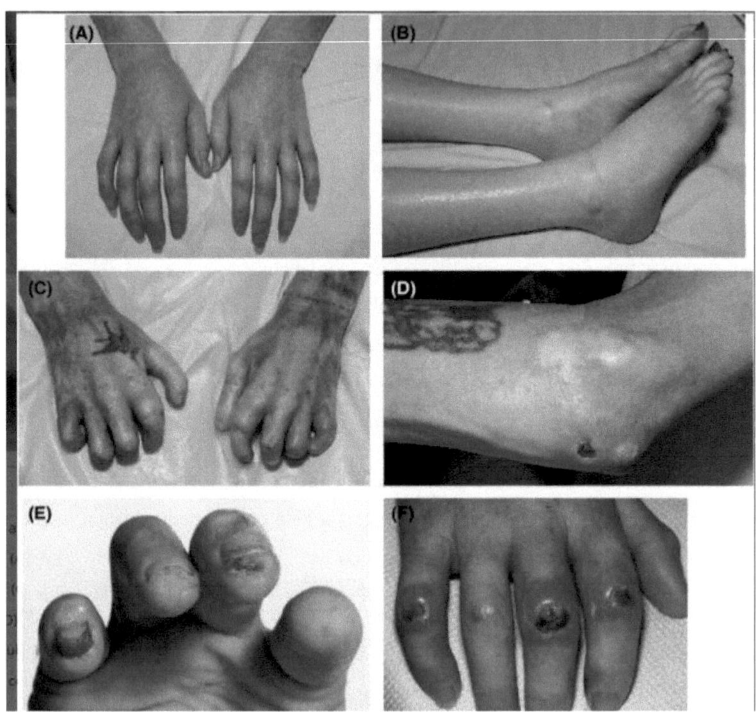

Exemplos de espessamento da pele e de úlceras digitais. Pele apertada e brilhante (que fazia muita comichão) num paciente com SSc cutâneo difuso precoce: (A) mãos (resultando numa deformidade de flexão fixa precoce dos dedos) e (B) pernas. Contracções em flexão de (C) os dedos (com ulcerações cicatrizadas sobre os aspectos extensores das articulações interfalangianas proximais e (D) um cotovelo (com ulceração sobreposta) num doente com SSc cutâneo difuso de longa duração. E, úlcera de ponta digital do dedo médio (uma úlcera anterior de dedo indicador tinha levado à amputação). F, Úlceras de Extensor (estas eram complicadas por infecção subjacente óssea/junta)[63]

traumas tais como almofadas de dedos e superfícies extensoras dos cotovelos. A calcinose pode levar a ulceração da pele e infecção secundária.

Diagnóstico:

Critérios de classificação

Em 2013, o American College of Rheumatology publicou os critérios de classificação actualizados para a esclerose sistémica, que são mais sensíveis e específicos do que os critérios de classificação mais antigos de 1980. Embora os critérios visem a inclusão de doentes elegíveis em estudos clínicos, podem ser utilizados na prática clínica com cautela. Estes critérios são baseados na pontuação, e uma pontuação de 9 ou mais pode ser classificada como SSc. [62]

1. Espessamento bilateral das articulações proximais a metacarpofalângicas: 9

2. Espessamento da pele dos dedos (contar apenas a pontuação mais alta)

   1. Entre as articulações interfalangeal distal e proximal: 4

   2. Dedos de Puffy: 2

3. Lesões na ponta do dedo (contar apenas pontuação mais alta)

   1. Cicatrizes de perfuração na ponta dos dedos: 3

   2. Úlceras de ponta digital: 2

4. Telangiectasia: 2

5. Capilares de pregos anormais: 2

6. fenómeno Raynaud: 3

7. Doença pulmonar (pontuação máxima de 2)

   1. ILD: 2

   2. HAP: 2

8. Anticorpos positivos específicos de SSc (anticentrómero, anti-Scl-70, Anti-RNA polimerase III): 3

9. O diagnóstico de esclerose sistémica é um diagnóstico clínico. A detecção precoce da doença e o grau de envolvimento e vigilância contínua do envolvimento de órgãos internos é crucial na gestão de pacientes com SSc.

Avaliação clínica

A espessura da pele será avaliada pela pontuação de pele modificada de Rodnan, que dá pontuações de 0 a 3, 0 para áreas não envolvidas, e 3 para espessamento severo da pele.

A pontuação deve ser acompanhada à medida que a taxa de progressão da espessura da pele carrega um valor prognóstico. O exame capilar das pregas deve ser realizado em todos os pacientes com fenómenos de Raynaud com suspeita para SSc.

Testes de Autoanticorpos

Os auto-anticorpos não só servem como um importante instrumento de diagnóstico, como também têm valor prognóstico e podem prever o fenótipo da doença e o resultado da doença. Anticorpo Anti-Nuclear (ANA), quando medidas por imunofluorescência directa, é positivo em mais de 90% dos casos de SSc. Nos doentes que são negativos para o ANA, outros diagnósticos diferenciais devem ser descartados antes de confirmar o diagnóstico de SSc. Outros auto-anticorpos mais específicos são positivos em 60 a 70% dos casos de SSc. Estes auto-anticorpos mais específicos são mutuamente exclusivos e podem estar presentes vários meses a anos antes do diagnóstico clínico de SSc.

Exemplo: Anticorpo anti-centrómero, Anticorpo anti-RNA polimerase III, Anticorpo anti-U3-RNP (fibrilarina).[61]

As investigações laboratoriais e radiográficas podem ser realizadas em função da avaliação clínica do paciente.

Diagnóstico diferencial:

Fascite Eosinófila (EF)

Escleromyxedema

Fibrose Sistémica Nefrogénica (NSF)

Tratamento:

A avaliação clínica e a identificação dos órgãos afectados e da progressão da doença são fundamentais para a eficácia do tratamento. Além disso, é importante que os objectivos do tratamento sejam holísticos e adaptados para optimizar a qualidade de vida dos doentes afectados, para além de evitar danos adicionais aos órgãos. A educação dos doentes sobre a doença e o incentivo ao envolvimento em exercícios regulares, dieta e estilo de vida saudáveis, juntamente com o apoio emocional, devem ser considerados em cada indivíduo com Ssc.

Foram estudados vários agentes para várias manifestações de SSc, embora haja uma falta generalizada de grandes ensaios aleatórios controlados que confirmam a eficácia de qualquer um destes agentes.

Ciclofosfamida (doença pulmonar, doença de pele), micofenolato mofetil (doença pulmonar, doença de pele), metotrexato (doença de pele, artrite inflamatória, miosite), azatioprina (doença de pele, doença pulmonar, miosite), e hidroxicloroquina (doença de pele) são alguns dos agentes imunossupressores mais utilizados.

Cyclosporine (doença de pele), infliximab (artrite inflamatória), e rituximab (doença de pele, doença pulmonar) têm dados limitados sobre eles. Os corticosteróides devem ser geralmente evitados em SSc.[61.62]

 As doses altas de corticosteróides e mesmo a utilização a longo prazo de corticosteróides em doses baixas a moderadas têm sido associadas à precipitação da crise renal da esclerodermia.[61,62] Isto só deve ser utilizado na dose mais baixa possível durante o menor tempo possível se for absolutamente necessário, tal como miosite inflamatória, artrite inflamatória refratária, e/ou alveolite inflamatória activa.

Todos os pacientes com esclerodermia precisam de ser acompanhados de perto. A equipa de enfermagem pode desempenhar um papel crucial na educação dos pacientes e no acompanhamento e acompanhamento de perto. A educação dos pacientes para gerir as manifestações de SSc pode prevenir a morbilidade a longo prazo.

Measurement	Unmet need	Possible treatment approaches

• Composite indices (e.g. CRISS)
• Non-invasive imaging:
  - Ultrasound
  - Optical coherence tomography
• Patient reported outcome measures
	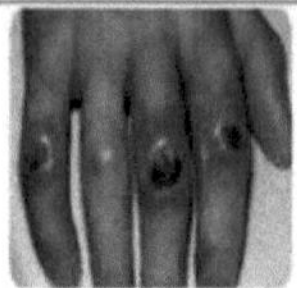
	Skin thickening of early diffuse cutaneous SSc
		• Corticosteroids?
		• Different immunomodulatory agents and antifibrotic drugs
		• Phototherapy approaches

• Digital photography/mobile phone monitoring
• Patient reported outcome measures
	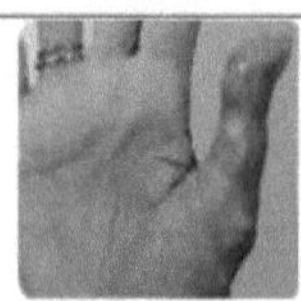
	Digital ulcers
		• Local therapies:
		  - Topical vasodilators
		  - Light-based treatments
		• Preventative therapies:
		  - Vascular remodelling agents

• Plain radiography scoring systems • Ultrasound • Patient reported outcome measures	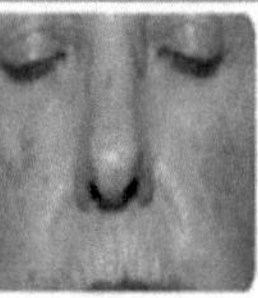 **Calcinosis**	• Topical therapies

• Non-invasive optical measurement techniques:
- Confocal laser scanning microscopy
- Optical coherence tomography
- Photoacoustic imaging
• Systems by which to score telangiectases
	Telangiectases	• Increasing availability of existing therapies:
		  -Pulsed dye laser
		  -Intense pulsed light

VASCULITIS

<u>**Vasculite:**</u>

<u>**Doença de Kawasaki**</u>

Esta doença também chamada síndrome dos gânglios linfáticos mucocutâneos, afecta predominantemente as crianças pequenas. O início é agudo, com febre alta seguida de um exantema generalizado nos membros e tronco, mãos e pés eritematosos inchados e subsequente descamação. Todas as mucosas e conjuntivas são injectadas. Na boca, os lábios estão secos e fissurados, a língua aparece vermelha com papilas proeminentes (língua de morango).[64]

A causa da doença de Kawasaki é desconhecida. As evidências sugerem uma resposta inflamatória anormal desencadeada por um neoantigénio ou um antigénio convencional a partir de um ou mais agentes etiológicos. Várias causas infecciosas da KD foram teorizadas; estas incluem o vírus Epstein-Barr; retrovírus; Streptococcus pyogenes; Streptococcus viridians; espécies Staphylococcus; infecções por Chlamydia; Propionibacterium, e espécies Pseudomonas. No entanto, as culturas bacterianas e virais convencionais e os estudos serológicos não confirmaram uma causa infecciosa. Outros agentes etiológicos postulados são a imunização; os medicamentos; e os estudos ambientais.

agentes, tais como ácaros do pó da casa.

<u>**Características clínicas:**</u>

A grande maioria dos casos ocorreu em crianças entre os três meses e os 12 anos de idade, embora também tenha sido relatada em adultos. KD ocorre mais frequentemente em rapazes do que em raparigas, com uma proporção de cerca de 1,4 : 1. Os sintomas mais frequentes da doença são:

Febre durante cinco dias ou mais, sem resposta aos antibióticos.

Congestionamento bilateral da conjuntiva ocular.

Alterações nas extremidades incluindo edema indurativo, eritema das palmas das mãos e solas e descamação membranosa dos dedos das mãos e dos pés.

Alterações nos lábios e boca incluindo secura, vermelhidão e fissuras dos lábios,
vermelhidão parecida com morango e inchaço das papilas da língua e vermelhidão
difusa da boca e faríngea
mucosa, por vezes com ulceração gengival.

Exantema polimórfico de tronco sem vesículas ou crostas.

Inchaço agudo e não purulento dos gânglios linfáticos cervicais de 1,5 cm ou mais.
Outros achados menos comuns incluem diarreia, artralgia, proteinúria, leucocitose,
aumento da taxa de sedimentação e proteína C-reactiva positiva.

Uma das complicações infelizmente comuns da doença é a anormalidade cardíaca.
Embora a grande maioria dos casos seja auto-limitada e não fatal, ocorrem mortes
ocasionais, quase sempre em resultado de complicações cardíacas, geralmente uma
trombose coronária ou danos vasculares relacionados com periarterite nodosa infantil.
[64]As implicações do tratamento dentário em
estes pacientes foram revistos por Taylor e Peterson.

Diagnóstico diferencial:

Infelizmente, não existem testes laboratoriais disponíveis para confirmação do
diagnóstico do
doença. Portanto, o seu diagnóstico baseia-se inteiramente em manifestações clínicas.
Deve ser cuidadosamente distinguido da febre escarlate, eritema multiforme ou Stevens-
Johnson
síndrome.

Descobertas Histológicas:

 São vistos infiltrados linfocíticos perivasculares esparsos e inflamatórios histiocíticos.
Observam-se edema papilar marcado, dilatação dos vasos sanguíneos e exocitose de
linfócitos. A evidência de vasculite é mais grave nas artérias de média dimensão.

Tratamento:

A terapia inicial destina-se a reduzir a febre e a inflamação do miocárdio e da parede da artéria coronária para prevenir sequelas cardíacas subsequentes. A terapia recomendada para KD na fase aguda inclui gamaglobulina administrada por via intravenosa (IVGG).

Doença de Behçet

A doença de Behçet, é uma doença multissistémica que é definida pela presença de afótese oral com pelo menos duas das seguintes: afetas genitais recorrentes, lesões cutâneas, lesões oculares (uveíte) e um teste de patogenia positivo. A estomatite afta, o critério principal, é frequentemente o primeiro sintoma da doença de Behçet (65-70% dos doentes). Em alguns, a ulceração afta grave e recorrente domina o quadro clínico com ausência de outros critérios; podem representar um *forme fruste* da doença.[65] As úlceras orais começam como uma pápula eritematosa, que desenvolve uma pseudo membrana amarelada e depois forma uma úlcera dolorosa não cicatrizante. As lesões cutâneas primárias são vesicopústulas acrílicas e estéreis faciais, bem como pápulas purpúricas.

Manifestações clínicas:

BD pode afectar potencialmente todos os sistemas de órgãos devido à sua propensão para afectar todas as artérias e veias.

As úlceras orais e genitais são as marcas registradas da doença, observadas em até 97% e 60-90% dos pacientes, respectivamente. As úlceras orais em BD são semelhantes à estomatite afta benigna recorrente comum, podem variar em tamanho desde as menores (menos de 10 mm) a maiores (maiores de 10 mm) até às úlceras herpetiformes (cabeça de alfinete a 1-3 mm), e podem ter cicatrizes. É importante notar que estas

As úlceras são dolorosas e podem afectar a alimentação e a deglutição.

As úlceras genitais podem afectar qualquer parte do tracto geniturinário e podem causar cicatrizes. São comuns no escroto em doentes masculinos e na vulva em doentes femininos, e podem levar semanas a cicatrizar. Embora a BD não afecte directamente a fertilidade, a recorrência dolorosa de ulcerações genitais, tanto em homens como em mulheres, pode limitar a capacidade de relações sexuais. É importante excluir outras causas de úlceras orais, tais como infecção, neutropenia cíclica, medicação, doença inflamatória intestinal (DII), deficiências de vitamina B12, doenças reumáticas (por exemplo lúpus eritematoso sistémico), doenças auto-inflamatórias, PFAPA (febre periódica, afitose, faringite e adenite),

Síndrome de Sweet e mímicas, como a dermatose bolhosa.[65]

As doenças cutâneas manifestam-se com lesões papulonodulares, lesões tipo eritema nodoso, erupções acneiformes, pseudofolliculite, pioderma gangenosum e ocasionalmente eritenoses tipo eritema multiforme. Pathergy, uma erupção de uma lesão papulopustular no local da lesão com agulha no prazo de 24-48 horas, não é exclusiva de BD - também ocorre na síndrome de Sweet e no pioderma gangernosum. As lesões cutâneas podem estar normalmente associadas à artrite em BD.

A doença ocular em BD é um importante motivo de preocupação, pois, se não for tratada adequadamente, representa uma importante causa de perda visual - particularmente em jovens do sexo masculino. Existe um espectro de manifestações oculares (até 70% dos doentes com DDC são afectados): uveíte anterior, planite pars, uveíte posterior, vasculite retiniana, esclerites, episclerite, trombose da artéria e veia retiniana e neurite óptica. A BD pode causar dor ocular, vermelhidão ocular, perturbações visuais, fotofobia e uma perda visual estimada de aproximadamente 10-20% aos 5 anos. 12 O gráfico visual (campos visuais e escores de acuidade visual LogMAR), exame oftalmológico, tomografia de coerência óptica e, ocasionalmente, potenciais evocados visuais são essenciais tanto para o diagnóstico da doença como para a monitorização da resposta à terapia.

Investigações e diagnósticos [65]

Box 2. Investigations for Behçet's disease

Routine

> Full blood count, renal, liver, bone profile

> Inflammatory markers, including CRP and ESR

> Urine analysis

> Chest X-ray

> Coeliac screen

> Stool sample

> Autoimmune screen

> Coagulation profile and antiphospholipid antibodies

> Mouth and genital ulcer swab and culture, occasionally eye swab

Other investigations that may be required

> Oral disease — oral biopsy to exclude orofacial granulomatosis and bullous dermatosis (histology and direct immunofluorescence)

> Genital disease — vulval biopsy to exclude mimics (eg lichen sclerosis)

> Neuro and vascular BD — Doppler studies, CT or MRI brain and spinal cord, MRV/CTV, MRA or CTA to evaluate neurologic and vascular disease; CSF studies, EEG, EMG, NCS, ^{18}F fluoro-2-deoxyglucose PET with CT/MRI localisation (for early inflammation in large vessel vasculitis)

> Musculoskeletal BD — synovial fluid analysis, X-ray, ultrasound or MRI to evaluate joints

> Skin BD — skin biopsy and immunofluorescence

> Cardiac BD — electrocardiogram, echocardiogram

> Chest CT — assess mediastinal diseases, fibrosing mediastinitis, aneurysms, pleural effusions, complications of venous thrombosis and collaterals

> Gastrointestinal BD — stool sample for faecal calprotectin, endoscopy and biopsy

> Ear, nose and throat disease: nasal endoscopy

> Ocular BD — OCT, VEP, fluorescein angiogram, Schirmer's test, intraocular fluid culture to exclude infections

> Cystoscopy and kidney, urinary bladder CT for urological disease

BD = Behçet's disease; CRP = C-reactive protein; CSF = cerebrospinal fluid; CT = computerised tomography; CTA = computerised tomography angiography; CTV = computerised tomographic venography; EEG = electroencephalogram; EMG = electromyography; ESR = erythrocyte sedimentation rate; MRA = magnetic resonance angiography; MRI = magnetic resonance imaging; MRV = magnetic resonance venography; NCS = nerve conduction study; OCT = optical coherence tomography; PET = positron emission tomography; VEP = visual evoked potentials

Tratamento: [66]

Oral DMDs	Dose of drug
Azathioprine	2–3 mg/kg/day
Mycophenolate mofetil	2–3 gram/day
Methotrexate	20–25 mg/week
Tacrolimus	4–8 mg/day (depending on plasma trough levels)
Ciclosporin	2–5 mg/kg/day
Sulfasalazine	2–3 g/day
Dapsone	2–3 mg/kg/day
Thalidomide (exceptional use)	50–300 mg/day
Colchicine	0.5–2 mg/day
Prednisolone	Variable dose (depending on indication and stage of treatment)
Parenteral treatment	
Cyclophosphamide	15 mg/kg (vasculitis regimens)
Anti-TNF α inhibitors	
Infliximab	5 mg/kg at 0, 2 and 6 weeks then once every 8 weeks
Adalimumab	40 mg every 2 weeks
Etanercept	50 mg/week
Certolizumab	400 mg at 0, 2 and 4 weeks then once every 4 weeks
Rituximab	1 g at 0 and 2 weeks
Interferon α	Various regimens for Roferon A and pegylated interferon α 2b
Alemtuzumab	3 mg (day 1), 10 mg (day 3), 30 mg (day 5), 30 mg (day 8), 30 mg (day 10) and 30 mg (day 12)

Drogas mais recentes disponíveis :

> Apremilast – phosphodiesterase-4 inhibitor[18]

> Anakinra – interleukin (IL)-1 receptor antagonist[19]

> Canakinumab – human monoclonal immunoglobulin G1 inhibitor of IL-1β[20]

> Tocilizumab – IL-6 inhibitor[21]

> Ustekinumab – IL-12/23 inhibitor[22]

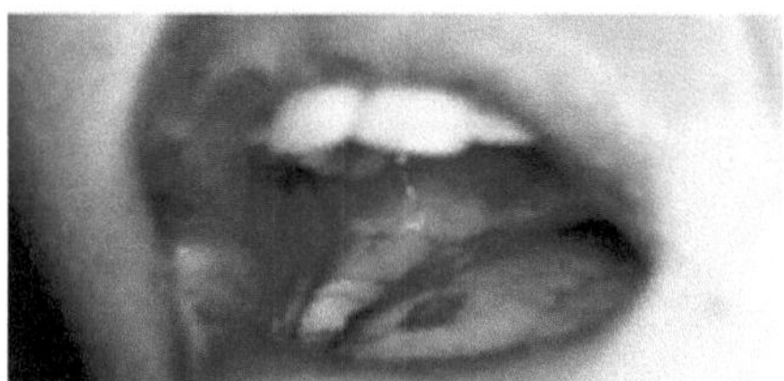

Fig: Ulcerações orais recorrentes observadas na doença de Bechet[65]

Granulomatose de Wegener

O WG é classicamente descrito como uma tríade constituída por vasculite sistémica de pequenos vasos, inflamação granulomatosa necrosante das vias respiratórias superior e inferior, e glomerulonefrite. A manifestação cutânea mais comum do WG é a púrpura palpável em sítios de pele dependentes. As úlceras orais são o segundo sinal mucocutâneo mais comum do WG.[67]

Características clínicas: [67]

Table 1. Some clinical symptoms of Wegener's granulomatosis in the respective organs that may be affected by the disease.

Nose: pain, stuffiness, nosebleeds, rhinitis, crusting, saddle-nose deformity due to a perforated septum

Trachea: Subglottal stenosis

Lungs: Pulmonary nodules (referred to as "coin lesions"), infiltrates (often interpreted as pneumonia), cavitary lesions, pulmonary hemorrhage causing hemoptysis, and rarely bronchial stenosis

Kidneys: Rapidly progressive glomerulonephritis (75%), leading to chronic renal failure

Eyes: Pseudotumours, scleritis, conjunctivitis, uveitis, episcleritis

Ears: Conductive hearing loss due to auditory tube dysfunction, sensorineural hearing loss

Oral cavity: 'Strawberry gingivitis', underlying bone destruction with loosening of teeth, non-specific ulcerations

Joints: Pain or swelling (60%), often initially diagnosed as rheumatoid arthritis

Skin: Nodules on the elbow, purpura

Nervous system: Occasionally sensory neuropathy (10%) and rarely mononeuritis multiplex

Heart, gastrointestinal tract, brain, other organs: Rarely affected

Embora as lesões orais no início do GT sejam pouco comuns, a gengivite dos morangos é um dos sinais distintivos do GT. Quando presente, esta é patognomónica da doença. Outras lesões orais incluem ulcerações/ulcerações dolorosas da mucosa do palato duro e mole, bem como da língua. Podem ocorrer lesões semelhantes às da cobblestona no palato.[68] Outras queixas/características orofaciais menos comuns incluem dor de dentes, dor facial associada a sinusite, dor na articulação temporomandibular devido a artralgia, tomadas de extracção não cicatrizantes, fístulas oro-antral, aumento das glândulas salivares, paralisia facial e úlceras de pele.

Diagnóstico:

Uma característica de diagnóstico muito significativa no WG é a presença de anticorpos anti-neutrófilos citoplasmáticos (ANCA) para os antigénios citoplasmáticos de granulócitos neutrófilos. Este é um marcador serológico específico para o WG e constitui a base do teste ANCA.[67] Anticorpos anti-neutrófilos citoplasmáticos (ANCA) contra enzimas nos runules primários de neutrófilos, tais como proteinase-3 (PR-3) ou mieloperoxidase e uma tríade clínica clássica de envolvimento respiratório superior, respiratório inferior e renal são marcas distintivas do WG24. Estudos demonstraram que os anticorpos c-ANCA/anti PR-3 são cerca de 90% sensíveis e 97% específicos para o WG.[67]

Tratamento:

O principal objectivo do tratamento é administrar corticosteróides e medicamentos citotóxicos como a ciclofosfamida. Um regime de esteróides e ciclofosfamida que sustentou a remissão de doenças e a sobrevivência prolongada foi relatado por Fauci e Wolff41 no início dos anos 70. [68] O tratamento começa normalmente com uma dose elevada de prednisolona e é mantido até que todas as manifestações da doença activa tenham sido resolvidas em aproximadamente um mês de duração. Os corticosteróides são então gradualmente afilados ao longo dos meses seguintes. O tratamento oral com ciclofosfamida é frequentemente iniciado a cerca de 2mg/kg/dia, que é normalmente continuado por até um ano após a remissão completa. Para formas limitadas de WG, tem sido utilizado metotrexato em vez de ciclofosfamida para induzir a remissão. Para além do metotrexato, a azatioprina é utilizada para o tratamento de remissão-manutenção.

Os clínicos devem ser alertados para o aspecto característico da gengivite do morango patognomónica desta condição, especialmente nos casos em que as manifestações orais do GT precedem ou acompanham o envolvimento pulmonar e renal. O quadro clínico da "gengivite do morango" deve alertar o dentista para o diagnóstico de WG, e o(s) doente(s) pode(m) ser encaminhado(s) sem demora para avaliação médica e gestão.[68]

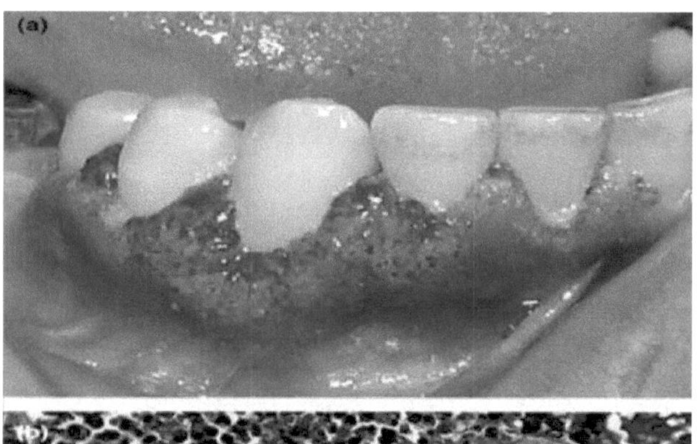

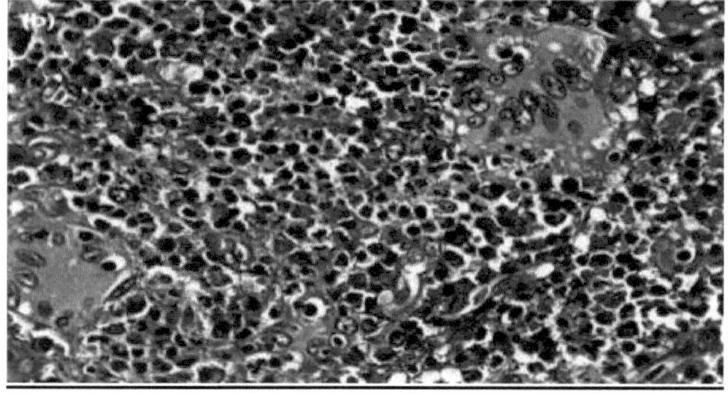

a) Hiperplasia gengival eritematosa na região inferior direita entre pré-molar e incisivos.

b) O exame histopatológico revelou um infiltrado celular inflamatório misto, células gigantes, numerosos canais vasculares e extravasamento de glóbulos vermelhos.[69]

DIVERSOS

Acrodermatite enteropática

A acrodermatite enteropática (AE) é uma doença autossómica recessiva caracterizada por dermatite periorificial e acremática, alopecia, e diarreia. A natureza do defeito metabólico continua a ser debatida. Contudo, foram recentemente descobertas duas novas proteínas fibroblastadas que estão ausentes nos fibroblastos de doentes com acrodermatite enteropática. Estas proteínas podem ser responsáveis pela diminuição da absorção de zinco e por um metabolismo anormal do zinco. Os sintomas de acrodermatite enteropática ocorrem nos primeiros meses após o nascimento e tendem a aparecer pouco depois da descontinuação da amamentação. Este fenómeno tem levado muitos a acreditar que o leite humano tem um papel benéfico, ao qual falta o leite bovino.

Características clínicas:

 A doença começa nas primeiras semanas ou meses de vida com uma erupção localizada da pele, particularmente perto dos orifícios do corpo. Em breve, há perda de cabelo e perturbações gastrointestinais acompanhadas de diarreia. As lesões cutâneas são vesiculobolhosas na natureza e tendem a ocorrer nas culturas. Estas lesões rompem-se e tornam-se crostosas e, por fim, eritematosas, escaldando com um padrão psoriasiforme. As lesões cutâneas, e também as lesões orais, são propensas a infecção secundária, especialmente por Candida albicans. Isto está provavelmente relacionado com a deficiência na imunidade mediada por células, alegadamente manifestada pelas crianças.

Manifestações orais:

A mucosa oral, principalmente a mucosa bucal, torna-se eritematosa e edematosa com lesões erosivas desquamativas.

Características Histológicas:

O exame histopatológico revela paraqueratose do stratum corneum com neutrófilos ocasionais e edema intracelular. A camada celular granular é diminuída, e a epiderme superior demonstra palidez e edema. Observa-se uma disqueratose focal. A epiderme pode ser psoriasiforme ou atrófica. Ocasionalmente, são observadas pústulas subcorneais.

Tratamento:

O tratamento da AE envolve mais de 1-2 mg/kg de suplemento de zinco oral por dia para a vida. Pode ocorrer maior progressão e mesmo morte se a EA não for tratada.

Elastose solar:

(elastose senil, elastose actínica)

A elastose solar é uma doença dermatológica que é essencialmente uma condição degenerativa da pele associada ao processo geral de envelhecimento que pode ser influenciada por factores hereditários, incluindo a coloração ou pigmentação da pele ou a sua ausência, e a exposição aos elementos, especialmente à luz solar e ao vento.

Tal pele, danificada pela exposição prolongada a elementos do tempo, tem sido muitas vezes denominada pele de marinheiro ou pele de agricultor. [70]É interessante que esta doença, embora comum, não tenha sido amplamente notificada.

Características clínicas:

Esta perturbação raramente ocorre nas membranas mucosas orais, mas envolve o lábio com uma frequência considerável. Embora não se limite aos doentes idosos, é mais comum neste grupo etário. A pele afectada é enrugada e parece seca, atrófica e flácida. No lábio pode haver queratose ligeira e mistura subtil do vermelhão com a superfície da pele.

Tratamento:

Não há tratamento para a elastose solar, tal como não há tratamento para a aproximação da velhice em geral.

GENO DERMATOSES

<u>**Genodermatoses:**</u>

As dermatoses genéticas são enviadas para uma doença de pele hereditária associada à estrutura e função. Vários Geno dermatoses presentes com envolvimento de múltiplos sistemas levam ao aumento da morbidade e mortalidade. A maioria destas condições está também associada ao envolvimento de anomalias da mucosa oral ou Oro dental. O grupo mais comum incluiu pacientes com ictiose, seguido de epidermólise bolhosa, displasia ectodérmica, albinismo, cutis laxa, condições progeroides, condições pré-cancerosas xeroderma pigmentosum, síndrome de Rothmund Thomson, disqueratose congénita. A heterogeneidade genética é muito comum, e o diagnóstico molecular requer um esforço extensivo.

Classificação

- Cromossomal
- Um único gene
- Poligénico

<u>**Displasia ectodérmica:**</u>

As displasias ectodérmicas (DE) compreendem um grupo grande e heterogéneo de doenças hereditárias que são definidas por defeitos primários no desenvolvimento de 2 ou mais tecidos derivados de ectoderme embrionário. Os tecidos envolvidos são principalmente a pele e os seus apêndices (folículos pilosos, glândulas écrinas, glândulas sebáceas, e, unhas) e os dentes. Embora Thurnam tenha publicado o primeiro relatório de um paciente com displasia ectodérmica em 1848, o termo displasia ectodérmica não foi cunhado até 1929 por Weech.[71]

As displasias ectodérmicas são congénitas, difusas, e não progressivas. Até à data, já foram descritas mais de 192 displasias distintas. As displasias ectodérmicas mais comuns são a displasia ectodérmica recessiva hipoidrótica (síndrome de Christ-Siemens-Touraine), como mostra a imagem abaixo, e a displasia ectodérmica hidrótica (síndrome de Clouston).

Várias síndromes de displasia ectodérmica podem manifestar-se em associação com defeitos faciais médios, principalmente lábio leporino fendido, palato fendido, ou ambos. As 3 entidades mais reconhecidas são (1) displasia ectodérmica, ectrodactilia, e síndrome de fissura (EEC) (2) síndrome de Hay-Wells ou anquiloblefão, displasia ectodérmica, e síndrome do lábio/palato fendido (AEC); e (3) síndrome de Rapp-Hodgkin, todas elas causadas por mutações no gene TP63.

Características clínicas: [72]

Affected organ	Features
Hair	• Scalp and body hair may be thin, sparse, and light in colour • Hair may be coarse, excessively brittle, curly or even twisted
Nails	• Fingernails and toenails may be thick, abnormally shaped, discoloured, ridged, slow-growing, or brittle • Sometimes nails may be absent • Cuticles may be prone to infection
Teeth	• Abnormal tooth development resulting in missing teeth or growth of teeth that are peg-shaped or pointed • Tooth enamel is also defective • Dental treatment is necessary and children as young as two years may need dentures
Sweat glands	• Eccrine sweat glands may be absent or sparse so that sweat glands function abnormally or not at all • Without normal sweat production, the body cannot regulate temperature properly • Children may experience recurrent high fever that may lead to seizures and neurological problems

Outros sinais e sintomas incluem:

Pele levemente pigmentada, em alguns casos pode estar presente pigmento vermelho ou castanho. A pele pode ser espessa sobre as palmas das mãos e solas e é propensa a fissuras, hemorragias e infecções.

A pele pode estar seca e é propensa a erupções cutâneas e infecções.

Olhos secos ocorrem devido à falta de lágrimas. Cataratas e defeitos visuais também podem ocorrer.

Um desenvolvimento anormal do ouvido pode causar problemas auditivos.

Fenda palatina/lip.

Dedos ou dedos dos pés (dígitos) em falta.

Infecções respiratórias devido à falta de secreções protectoras normais da boca e do nariz.

Tratamento:

Não há tratamento específico para a displasia ectodérmica. A gestão da doença é feita através do tratamento dos vários sintomas. Os pacientes precisam frequentemente de ser tratados por uma equipa de médicos e dentistas, em vez de um único médico.

Os pacientes com funções anormais ou sem glândulas sudoríparas devem viver em climas mais frescos ou em locais com ar condicionado em casa, na escola e no trabalho. Os banhos ou pulverizadores de água fria podem ser úteis para manter a temperatura corporal normal.

As lacerações artificiais podem ser usadas para evitar danos na córnea em doentes com produção defeituosa de lacerações. Os sprays salinos também podem ser úteis.

A irrigação salina da mucosa nasal pode ajudar a remover detritos purulentos e a prevenir infecções.

A avaliação e intervenção dentária precoce são essenciais.

Os procedimentos cirúrgicos tais como a reparação de uma fenda palatina podem diminuir as deformidades faciais e melhorar a fala.

As perucas podem ser usadas para melhorar a aparência dos pacientes com pouco ou nenhum cabelo.

A maioria das pessoas com displasia ectodérmica pode levar uma vida plena e produtiva uma vez que compreenda como gerir a sua condição.

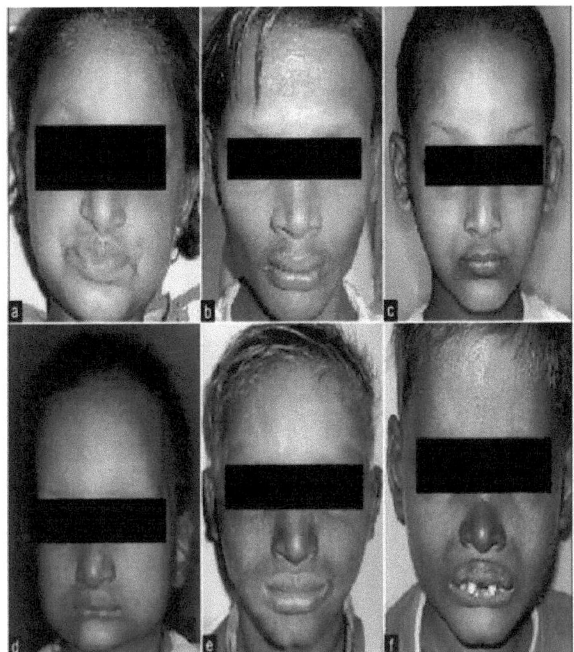

Figure 1: Extra oral photographs of patients with ectodermal dysplasia

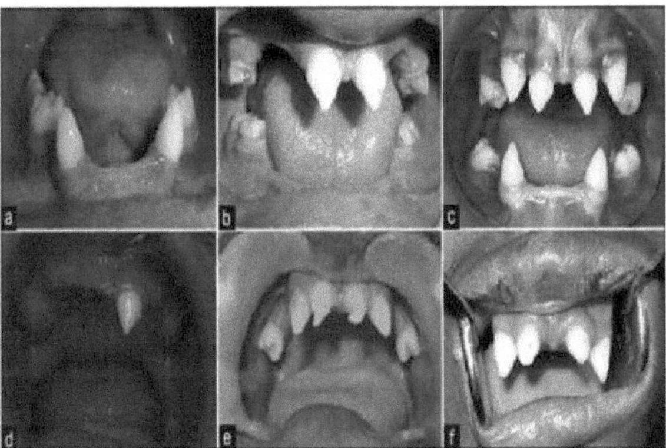

Figure 2: Intra oral photographs of patients with ectodermal dysplasia. Note- partial anodontia and conical-shaped teeth

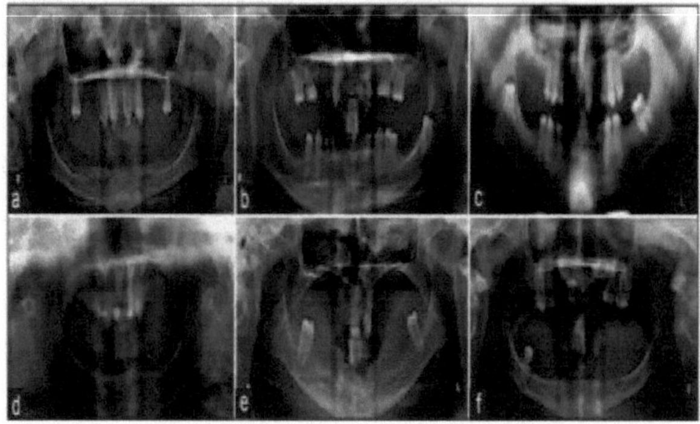

Figure 3: Panoramic radiographs showing partial anodontia, conical-shaped teeth and thin alveolar bone

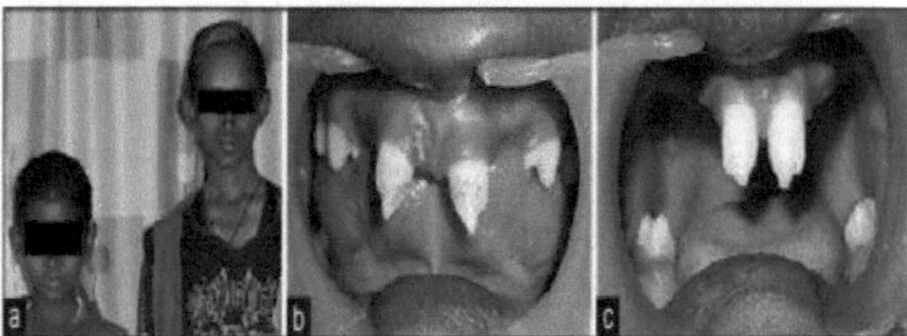

Figure 4: Siblings affected with ectodermal dysplasia

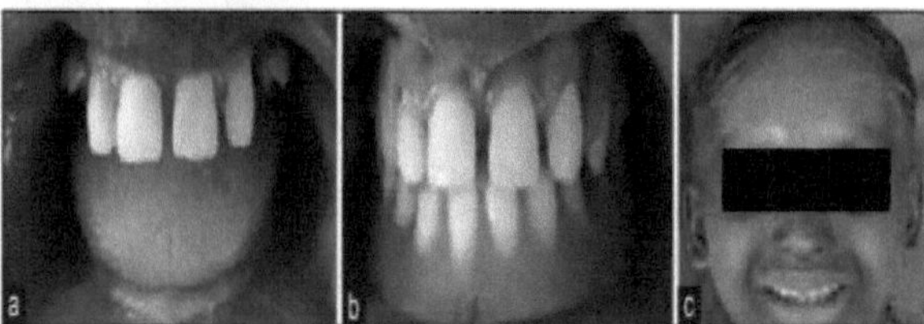

Figure 5: Oral rehabilitation in ectodermal dysplasia

Esponja branca nevus

Defeito na queratinização normal da mucosa oral. Mutação em queratina-4 ou queratina-13. Herdado como traço autossómico dominante. Alto grau de penetração e expressividade variável.

Disqueratose hereditária, benigna, intra-epitelial

Isolado triracial (nativo americano, preto e branco). Transmissão autossomal dominante. Um segmento de ADN localizado a 4q35 é duplicado resultando em alelos triplos para 2 marcadores ligados sugerindo que a duplicação de genes é responsável pelo desenvolvimento da desordem durante a infância. As lesões orais são semelhantes às do nevus de esponja branca. Os casos mais leves podem exibir o aspecto opalino do leucodema. Sobreposição de infecção candidal. Desenvolvem-se durante a infância. As lesões orais são semelhantes às do nevus de esponja branca. Os casos mais ligeiros podem exibir a aparência opalescente de leucoedema. Infecção candidal superimposta.

Pachyonychia congenita

Herdado como uma característica autossómica dominante. Mutações específicas do tipo queratina 16 gene-Jadassohn-Lewandowsky. As mutações do gene da queratina 17 estão associadas à forma Jackso-Lawler. As lesões orais são vistas na forma de Jadassohn-Lawandowsky. Placas esbranquiçadas na mucosa das bochechas, língua. Hiperparqueratose e acantose marcadas com limpeza perinuclear das células epiteliais. As margens livres dos pregos são levantadas devido a uma acumulação de material queratinoso nos leitos dos pregos. Hiperqueratose marcada das superfícies palmares e plantares, produzindo lesões espessas e calosas como as lesões. O resto da pele mostra pápulas perfuradas, representando uma acumulação anormal de queratina nos folículos pilosos.

Disqueratose congénita

Herdado como um traço recessivo ligado ao X. Predilecção masculina marcante. As formas autossómicas dominantes e autossómicas recessivas são menos comuns. Mutações no gene DKC1. O gene mutado parece perturbar a manutenção normal da telomerase. A hiper pigmentação da pele desenvolve-se, afectando a face, pescoço e parte superior do tórax. Alterações displásicas das unhas intraorais, a língua e a mucosa bucal desenvolvem bolhas; estas são seguidas de erosões e eventualmente lesões leucoplácicas. As lesões leucopláficas são pré-malignas. A trombocitopenia é geralmente o primeiro problema hematológico que se desenvolve e seguido de anemia. Finalmente desenvolve-se a anemia aplástica. Hiper ortoqueratose com atrofia epitelial. À medida que as lesões progridem, a displasia epitelial desenvolve-se até que o carcinoma espinocelular franco evolui.[56,57]

Xeroderma pigmentosum

Herdado como um traço autossómico recessivo. Causado por um dos vários defeitos no mecanismo de reparação da excisão e/ou reparação pós-replicação do ADN. Incapacidade das células epiteliais de reparar danos induzidos pela luz ultravioleta (UV). Tendência marcadamente aumentada para queimaduras solares. Atrofia, pigmentação com sardas, e despigmentação desigual, logo a seguir.[71] Na primeira infância, as queratoses actínicas começam a desenvolver-se. Estas lesões progridem rapidamente para o carcinoma espinocelular. O carcinoma basocelular, melanoma e cancro de pele não-melanoma também se desenvolve antes dos 20 anos de idade.

Incontinência pigmentária

Herdado como um traço dominante ligado ao X. Um único gene não pareado no cromossoma X sendo letal para a maioria dos machos. Os doentes afectados mostram instabilidade cromossómica. Afecta principalmente a pele, os olhos e o sistema nervoso central (SNC), bem como as estruturas orais. Começam nas primeiras semanas da fase vesicular da infância - lesões vesiculobolhosas aparecem na pele do tronco e dos membros. A resolução espontânea ocorre no prazo de 4 meses. Estágio errácico - desenvolvimento de placas cutâneas verrucosas, afectando os membros. Estas ficam claras aos 6 meses de idade. Fase de hiperpigmentação - aparecem lesões cutâneas maculares, castanhas, caracterizadas por um estranho padrão de redemoinho. Estágio de atrofia e despigmentação - atrofia e despigmentação da pele acabam por ocorrer.

Anomalias do sistema nervoso central retardamento mental, distúrbios convulsivos, dificuldades motoras, estrabismo, cataratas, anomalias vasculares da retina, atrofia do nervo óptico oligodontia (hipodontia), erupção retardada, hipoplasia dos dentes. Os dentes são pequenos e em forma de cone, tanto a dentição primária como a dentição permanente são afectadas. Histopatologia; estágio vesicular - fendas intra-epiteliais preenchidas com eosinófilos são observadas. Estágio errácico - hiperqueratose, acantose, e papilomatose são observadas. Estágio de hiperpigmentação - mostra numerosos macrófagos contendo melanina (incontinência de melanina) no tecido conjuntivo subepitelial.[74]

Queratose folicularis

Autossomal dominante, um elevado grau de penetração e expressividade variável. Mutação do gene que codifica uma bomba de cálcio intracelular (ATP2A2 localizado no 12º cromossoma). Fenda suprabasal e várias características clínicas "corps rondes" comuns na infância, numerosas pápulas eritematosas, frequentemente pruriginosas, pápulas na pele, comuns no couro cabeludo e no tronco, acumulação de queratina, produzem textura rugosa. O mau cheiro é devido à degradação bacteriana da queratina, a palma e a sola apresentam fossos e queratose. As unhas apresentam linhas longitudinais, cristas ou fendas dolorosas. Pioram durante o Verão, quer devido à sensibilidade à luz UV, quer devido ao aumento da transpiração que provoca mais fendas epiteliais, pedra de calçada.[71]

Síndrome de Peutz-Jeghers

Herdado como uma característica autossómica dominante. 35% dos casos representam novas mutações. Mutação de um gene conhecido como LKB1/STK11, que codifica para uma serina/trêsonina cinase. Caracterizado por lesões das mãos, pele perioral e mucosa oral em conjunto com a polipose intestinal, semelhantes às sardas.[71]

PJS é caracterizado pelo crescimento de múltiplos pólipos benignos chamados hamartomas no revestimento mucoso do sistema gastrointestinal e manchas de sardas (máculas melanocíticas) em torno da boca, olhos, narinas, dedos, mucosa oral e ânus (perianal). Estas máculas melanocíticas podem aparecer logo no primeiro ano de vida e estão presentes na maioria das crianças afectadas com menos de cinco anos de idade. Tendem a desaparecer com a idade e podem desaparecer completamente na puberdade ou na idade adulta, embora tendam a persistir na mucosa oral. Os pólipos também começam a crescer nos primeiros anos de vida, mas os sintomas associados surgem tipicamente entre os 10 e 30 anos de idade.

Cerca de metade dos doentes com PJS têm de ser operados até aos 18 anos de idade devido a complicações relacionadas com os pólipos. Os pólipos tendem mais frequentemente a desenvolver-se no intestino delgado (no jejuno, especificamente) mas podem também surgir no estômago e no intestino grosso.

Aproximadamente 60-78% dos indivíduos com PJS têm um parente afectado. Cerca de 80-94% dos doentes com PJS têm uma mutação identificada no gene STK11, o que significa que outros genes estão possivelmente envolvidos na doença. [73]

Mais de 200 mutações causadoras de doenças (patogénicas) foram relatadas e pensa-se que a penetração destas mutações seja de 100%, o que significa que um indivíduo portador de uma mutação patogénica irá necessariamente desenvolver a doença.

O gene STK11 produz uma proteína que está envolvida na regulação da divisão celular e da morte celular programada (apoptose). Também interage com a p53, uma proteína de supressão de tumores importantes. Mutações patogénicas no STK11 levam à cessação ou disfunção da produção de proteína pelo gene e ao crescimento incontrolado das células, o que por sua vez pode levar ao desenvolvimento de pólipos benignos (hamartomas) e cancro.[73]

Pensa-se que as manchas pigmentadas escuras (máculas melanocitárias) são causadas pela inflamação e bloqueio da migração da melanina das células onde é produzida (melanócitos) para as células que formam a camada mais externa da pele (queratinócitos).

Envolver as áreas periorificiais (por exemplo, boca, nariz, ânus, região genital). As lesões assemelham-se a sardas, mas não se depilam e diminuem com a exposição solar, como acontece com as sardas verdadeiras. Os pólipos intestinais, geralmente considerados como sendo os hamartomatos de crescimento.[73] As lesões orais representam essencialmente uma extensão das sardas periorais. Estas máculas de 1-4 mm de cor castanha a azul-acinzentada. Afecta principalmente a zona do vermelhão, a mucosa labial e vestibular, e a língua.

Esclerose tuberosa

Caracterizado classicamente por atraso mental, perturbações convulsivas e angiofibroma da pele. Herdado como traço autossómico dominante. A mutação esporádica e a nova mutação também existem. Estas mutações envolvem um dos dois genes recentemente descritos.

Complexo de esclerose tuberosa (TSC)-1 (encontrado no cromossoma 9) mais comummente, TSC-2 (encontrado no cromossoma 16). As características clínicas incluem angiofibroma facial, fibromas ungueais ou periungueais, máculas hipomelanóticas (três ou mais), mancha de shagreen, hamartomas do SNC, rabdomioma cardíaco, angiomiolipoma renal, hamartomas nodulares retinianos múltiplos, características menores - Múltiplos poços de esmalte distribuídos aleatoriamente fibromas gengivais, "cistos" ósseos (proliferações fibrosas, múltiplos cistos renais, pólipos rectos de hamartomata. As lesões radiolúcidas da mandíbula consistem em tecido conjuntivo fibroso denso que se assemelha ao fibroma desmoplásico.[74]

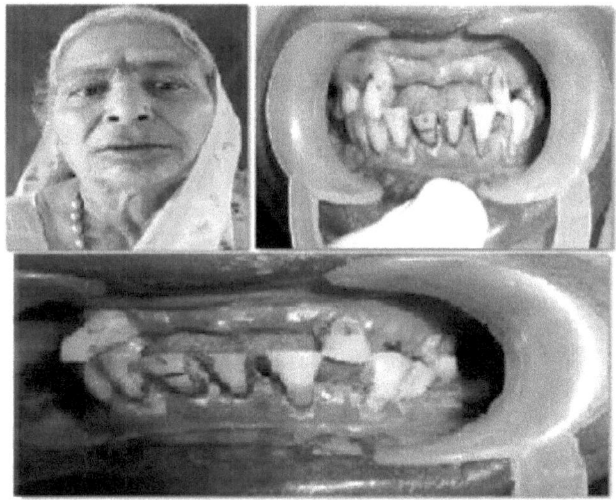

Figure 1: Extra oral photographs showing heavily pigmented peri oral region

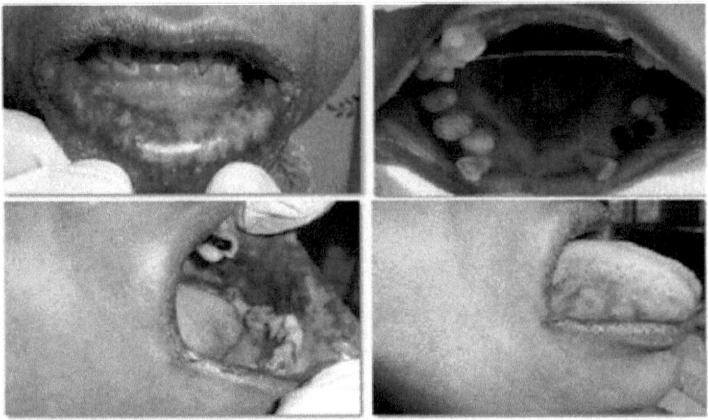

Figure 2: Intra oral frontal view depicting generalised gingival recession and gingival inflammation. Depicting the hard palate with scanty melanin hyperpigmentation. Left buccal mucosa with extensive melanin freckling. Right lateral view of the tongue with melanin patches

Gestão :

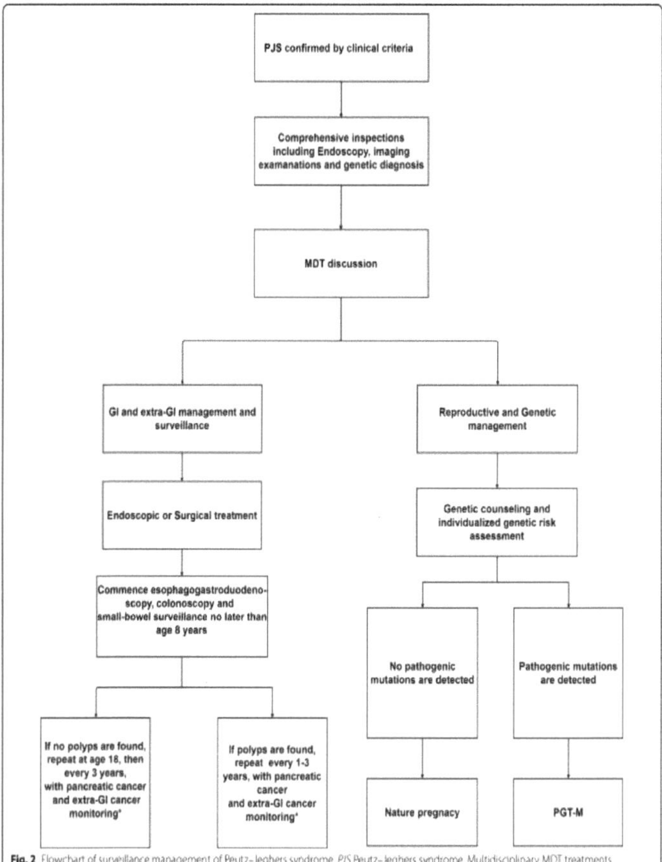

Fig. 2 Flowchart of surveillance management of Peutz–Jeghers syndrome. *PJS* Peutz–Jeghers syndrome. Multidisciplinary MDT treatments included gastroenterology, surgical, oncology, imaging, and reproductive medicine. *GI:* Gastrointestinal; *PGT-M:* Preimplantation genetic testing for monogenetic defects. Pancreatic cancer and extra-GI cancer monitoring*: Extra-GI cancer should include breast, ovary, uterus, cervix, and testes cancers. Lung cancer can also be screened through chest CT or chest radiograph if the patient smokes. For all these cancers. Age to begin surveillance, surveillance interval and surveillance procedures should depend on local and MDT expertise

Síndrome do hamartoma múltiplo

Herdado como um traço autossómico dominante mostrando um elevado grau de penetração e uma gama de expressividade. O gene responsável por esta doença foi mapeado para o cromossoma 10, a mutação do gene pten (homólogo fosfátase e tensina suprimido no cromossoma 10) foi implicada na sua patogénese.

Características clínicas - As manifestações cutâneas estão presentes em quase todos os pacientes. A maioria das lesões cutâneas aparecem como pápulas múltiplas, pequenas (<1 mm), principalmente na pele facial, especialmente à volta da boca, nariz e orelhas. Outras lesões cutâneas comumente observadas são queratose acral. Foram também descritos hemangiomas cutâneos, xantomas, e lipomas. As lesões orais de manifestação oral consistem geralmente em pápulas múltiplas que afectam a gengiva, a língua dorsal e a mucosa bucal. Outros possíveis achados orais incluem um palato arqueado elevado, periodontite e cárie dentária extensa.

Avanços recentes no tratamento de Geno dermatoses :

O progresso na genética molecular e na investigação translacional tem desvendado muitos mecanismos patológicos subjacentes, e em várias doenças com elevada necessidade não satisfeita, tem aberto o caminho para a introdução de tratamentos inovadores.

Uma abordagem é intervir quando as vias de sinalização celular estão desreguladas, no caso de vias hiperactivas através da utilização de inibidores selectivos, ou quando a actividade de um factor essencial é reduzida através do aumento de um componente molecular para corrigir o desequilíbrio na via. Quando reacções inflamatórias tiverem sido induzidas por uma proteína geneticamente alterada, outra abordagem possível é suprimir directamente a inflamação.

Dependendo da natureza da dermatose Geno, da proteína implicada ou mesmo da mutação particular, para corrigir as consequências ou o defeito genético, pode ser necessário um estratagema altamente personalizado. Os fármacos repreendidos, podem ser utilizados para provocar uma estratégia de "leitura através", especialmente quando o defeito genético induz códões de terminação prematura.[74] Por vezes, a proteína defeituosa pode ser substituída por uma de funcionamento normal.

As terapias celulares com queratinócitos normais alogénicos ou fibroblastos podem restaurar a integridade da pele doente e a medula óssea alogénica ou células mesenquimais podem, adicionalmente, salvar outros órgãos afectados. A engenharia genética está em rápida expansão. A inserção de um gene de funcionamento normal nas células do receptor é desde há muito explorada. Mais recentemente, a edição do genoma, permite o reenquadramento, inserção ou eliminação de exons ou a perturbação de genes com funcionamento aberrante. [74]Outro estratagema, concebido para reduzir a gravidade de uma dada doença envolve o uso de RNAi para atenuar a expressão de uma proteína nociva, diminuindo a abundância da transcrição cognata.

A maioria destas estratégias são de curta duração e, por conseguinte, exigirão uma administração intermitente ao longo da vida. Em contraste, a inserção de cópias saudáveis do gene relevante ou a edição do locus da doença no genoma para corrigir mutações nocivas nas células estaminais é mais susceptível de induzir uma cura permanente.

CONCLUSÃO

Conclusão:

Em resumo, certas quantidades de lesões cutâneas estão fortemente associadas a lesões orais e podem ser negligenciadas ou mal diagnosticadas pelos dentistas devido à falta de informação. Por conseguinte, a melhoria dos conhecimentos sobre lesões orais tanto na dermatologia como nas especialidades dentárias irá melhorar a gestão de tais pacientes, reforçando a abordagem interdisciplinar e multisectorial. Além disso, as manifestações orais de doenças de pele merecem uma atenção especial, porque podem ser fatais e afectar a qualidade de vida em termos de dor, desconforto, limitações sociais e funcionais.

As manifestações clínicas mais comuns que são vistas pertencem a doenças discutidas em doenças infecciosas e vesicobolhosas. Apresentam-se com vários sinais e sintomas e devem ser tidas em consideração nas fases iniciais. Muitas doenças vesicobolhosas como o líquen plano, casos crónicos de pênfigo podem ser ameaçadores de vida e podem também transformar-se em malignidade. O tratamento de tais pacientes deve basear-se principalmente na remoção de focos de doença, como o tratamento da infecção subjacente ou o controlo da propagação da infecção e a remoção dos agentes etiológicos, como a medicação em casos de eritema multiforme.

As perturbações do tecido conjuntivo, a vasculite e outras doenças como as dermatoses genéticas não são muito frequentes na prática clínica, mas os dentistas devem ser sempre capazes de diagnosticar as condições acima mencionadas, uma vez que, na sua maioria, apresentam um certo grau de manifestações orais e apresentam potenciais complicações que ameaçam a vida.

Há avanços recentes que se baseiam principalmente no mapeamento genético, estudos a nível molecular, desenvolvimento de medicamentos mais recentes para o tratamento de várias condições de auto-imunidade e doenças secundárias a mutações. O uso de lasers , terapia de pulso também tem sido promissor na gestão destas condições juntamente com a gestão medicinal.

Uma vez que existem muitos factores não estudados associados a estas condições, esta área necessita de mais investigação e desenvolvimento para que as modalidades de tratamento superiores e a qualidade de vida global possam ser melhoradas para estes pacientes.

REFERÊNCIAS

Referências:

1. Thete SG, Kulkarni M, Nikam AP, Mantri T, Umbare D, Satdive S, Kulkarni D. Manifestação Oral em Pacientes diagnosticados com Doenças Dermatológicas. J Pract Dent Contemp 2017;18(12):1153-1158.

2. Mayson B. Mustafa, Stephen R. Porter, Bruce R. Smoller, Cassian Sitaru ,Manifestações orais das mucosas das doenças de pele auto-imunes, Autoimmunity Reviews, Volume 14, Edição 10,2015,ISSN 1568-9972.

3. Bhaskar SN Orban BJ. Orban's Oral Histology and Embryology. 11ª ed. St. Louis: Mosby Year Book; 1991.

4. Brizuela M, Winters R. Histology, Oral Mucosa. [Actualizado em 2022 de Maio 15]. In: Pérolas da Estátua [Internet]. Treasure Island (FL): StatPearls Publishing; 2022 Jan.

5. Groeger S, Meyle J. Oral Mucosal Epithelial Cells. Immunol frontal. 2019;10:208.

6. Wertz, P.W. Sinopse da Função de Barreira da Pele e Mucosa-Volume Oral 1. Int. J. Mol. Sci. 2021, 22, 9383.

7. Turabelidze A, Guo S, Chung AY, Chen L, Dai Y, et al. (2014) Intrinsic Differences between Oral and Skin Keratinocytes. PLoS ONE 9(9): e101480.

8. Linton, Christina P. Essential Morphologic Terms and Definitions. Journal of the Dermatology Nurses' Association: Março de 2011 - Volume 3 - Edição 2 - p 102-103 doi: 10.1097/JDN.0b013e318211c6f0.

9. Rechenchoski DZ, Faccin-Galhardi LC, Linhares REC, Nozawa C. Herpesvirus: um vírus subestimado. Folia Microbiol (Praha). 2017 Mar;62(2):151-156.

10. Chaabane S, Harfouche M, Chemaitelly H, Schwarzer G, Abu-Raddad LJ. Epidemiologia do vírus Herpes simplex tipo 1 no Médio Oriente e Norte de África: revisão sistemática, meta-análises, e meta-regressões. Rep. Sci 2019 Fev 04;9(1):1136.

11. Saleh D, Yarrarapu SNS, Sharma S. Herpes Simplex Tipo 1. [Actualizado 2021 Ago 31]. In: StatPearls [Internet]. Treasure Island (FL): StatPearls Publishing; 2022 Jan.

12. Ayoade F, Kumar S. Varicella Zoster. [Actualizado em 2021 Ago 11]. In: StatPearls [Internet]. Treasure Island (FL):StatPearls Publishing; 2022 Jan.

13. Dayan RR, Peleg R. Herpes zoster - apresentações típicas e atípicas. Med. de Pós-Graduação. 2017 Ago;129(6):567-571.

14. Freer G, Pistello M. Varicella-zoster virus infecção: história natural, manifestações clínicas, imunidade e estratégias de vacinação actuais e futuras. Novo Microbiol. 2018 Abr;41(2):95-105.

15. Corsino CB, Ali R, Linklater DR. Herpangina. [Actualizado em 2022 de Maio 8]. In: StatPearls [Internet]. Treasure Island (FL): StatPearls Publishing; 2022 de Janeiro.

16. Yu H, Li XW, Liu QB, Deng HL, Liu G, Jiang RM, Deng JK, Ye YZ, Hao JH, Chen YH, Nong GM, Diagnóstico e tratamento de herpangina: Consenso de peritos chineses. Mundo J Pediatr. 2020 Abr;16(2):129-134.

17. Aswathyraj S, Arunkumar G, Alidjinou EK, Hober D. Hand, foot and mouth disease (HFMD): epidemiologia emergente e a necessidade de uma estratégia de vacinação. Med Microbiol Immunol. 2016 Oct;205(5):397-407. doi: 10.1007/s00430-016-0465-y. Epub 2016 Jul 12. PMID: 27406374.

18. Jie Hong,a, Fengfeng Liu,b, Hongchao Qi,c Wei Tu,d Michael P. Ward,e Minrui Ren,b Zheng Zhao,a Qing Su,a Jiaqi Huang,a Xi Chen,a Jiaxu Le,a Xiang Ren,b Yi Hu,a Ben Cowling,f Zhongjie Li,b,g Zhaorui Chang,b e Zhijie Zhanga, Changing epidemiology of hand, foot, and mouth disease in China, 2013-2019: a population-based study, The Lancet Regional Health - Western Pacific 2022;20: 100370.

19. Guerra AM, Orille E, Waseem M. Febre Aftosa. [Actualizado em 2022 Maio 10]. In: StatPearls [Internet]. Treasure Island (FL): StatPearls Publishing; 2022 Jan.

20. Susheera Chatproedprai, Therdpong Tempark, Nasamon Wanlapakorn, Jiratchaya Puenpa, Siriwan Wananukul e Yong Poovorawan, manifestação cutânea incomum de doença da mão, pé e boca associada ao coxsackievirus A6: relato de casos; Chatproedprai et al. SpringerPlus (2015) 4:362.

21. Tappuni AR. O padrão de mudança global das manifestações orais do VIH. Dis. oral. 2020;26(Sup. 1):22-27. https://doi.org/10.1111/odi.13469.

22. Khondker, L. (2019). Manifestações Dermatológicas de Pacientes com VIH/SIDA. Journal of Enam Medical College, 9(3), 185-188. https://doi.org/10.3329/jemc.v9i3.43249.

23. HM Motswaledi (2019) Common dermatological conditions in the HIV patient, South African Family Practice, 61:sup1, S19-S24, DOI: 10.1080/20786190.2019.1610234.

24. Campo, Julián & Cano, Jorge & Del Romero, Jorge & Hernando, Victoria & Amo, Julia & Moreno, Santiago. (2011). O papel do cirurgião dentista na detecção precoce de adultos com infecção por VIH/SIDA subjacente. Medicina oral, patologia oral e cirugia bucal. 17. e401-8. 10.4317/medoral.17527.

25. Capítulo12,12ᵗʰ edição, Burket, Lester W. (Lester William), 1907-1991. Burket's Oral Medicine : Diagnosis and Treatment. Philadelphia :Lippincott, 1984.

26. Chen X, Zha S, Shui T-J (2021) Apresentando sintomas de lepra no momento do diagnóstico: Evidência clínica de um estudo transversal, baseado na população. PLoS Negl Trop Dis 15(11): e0009913. https://doi.org/10.1371/journal. pntd.0009913

27. Rawlani, Singh AL, Bhowte R. Cenário actual dos doentes de lepra que tomam poliquimioterapia. J Paquistão Assoc Dermatol 2012;22:1305-.

28. Uikey D, Joshi R, Shah BJ, Verma N. Cenário da lepra no Distrito de Ahmedabad (Gujarat). Índio J Dermatol 2019;64:3838-.

29. Moronta Castellano G, Villarroel-Dorrego M, Crespo Lessmann L. Caracterización de lesiones bucales de pacientes con enfermedad de Hansen. Actas Dermosifiliogr. 2020;155:671-677 Preço T, DG Fife. Paralisia bilateral simultânea do nervo facial. J Laryngol Otol 2002;116:468-.

30. Tudor ME, Al Aboud AM, Gossman W. Syphilis. [Actualizado em 2022 Jul 23]. In: StatPearls [Internet]. Treasure Island (FL): StatPearls Publishing; 2022 jan.

31. O'Byrne P, MacPherson P. Syphilis BMJ 2019; 365 :l4159 doi:10.1136/bmj.l4159.

32. Centros de Controlo e Prevenção de Doenças (CDC). Vigilância das doenças sexualmente transmissíveis 2017-Syphilis. https://www.cdc.gov/std/stats17/syphilis.htm.

33. Hussain SA, Vaidya R. Congenital Syphilis. [Actualizado em 2022 Out 2]. In: StatPearls [Internet]. Treasure Island (FL): StatPearls Publishing; 2022 Jan.

34. Galvis AE, Arrieta A. Sífilis Congénita: Uma Perspectiva Americana. Crianças. 2020; 7(11):203. https://doi.org/10.3390/children7110203.

35. Mutafchieva MZ, Draganova-Filipova MN, Zagorchev PI, Tomov GT. Líquen plano oral conhecido e desconhecido: uma revisão. Folia Med (Plovdiv) 2018;60(4):528-35. doi: 10.2478/folmed-2018-0017.

36. Arnold DL, Krishnamurthy K. Lichen Planus. [Actualizado em 2022 de Maio 1]. In: StatPearls [Internet]. Treasure Island (FL): StatPearls Publishing; 2022 de Janeiro.

37. Gupta S, Jawanda MK. Lichen Planus oral: Uma actualização sobre Etiologia, Patogénese, Apresentação Clínica, Diagnóstico e Gestão. J Dermatol indiano. 2015 Maio-Jun;60(3):222-9. doi: 10.4103/0019-5154.156315. PMID: 26120146; PMCID: PMC4458931.

38. Michael Kasperkiewicz, Christoph T. Ellebrecht, Hayato Takahashi, Jun Yamagami, Detlef Zillikens, Aimee S. Payne e Masayuki Amagai, Pemphigus, Nat Rev Dis Primers ; 3: 17026. doi:10.1038/nrdp.2017.26.

39. Porro AM, Seque CA, Ferreira MCC, Enokihara MMSS. Pemphigus vulgaris. Um Bras Dermatol. 2019;94(3):264-78.

40. Ingold CJ, Khan MAB. Pemphigus Vulgaris. In: StatPearls. StatPearls Publishing, Treasure Island (FL); 2022. PMID: 32809695.

41. Bascones-Martinez A, Munoz-Corcuera M, Bascones-Ilundain C, Esparza-Gómez G (2010) Manifestações orais de Pemphigus Vulgaris: Apresentação Clínica, Diagnóstico Diferencial e Gestão. J Clin Exp Dermatol Res 1:112. doi:10.4172/2155-9554.1000112.

42. Carey, B. e Setterfield, J. (2019), Mucous membrane pemphigoid and oral blistering diseases. Clin Exp Dermatol, 44: 732-739.

43. Gefei Du, Sabrina Patzelt, Nina van Beek, Enno Schmidt, Mucous membrane pemphigoid, Autoimmunity Reviews, Volume21, Issue4, 2022,03036,ISSN15689972.

44. Miyamoto D, Santi CG, Aoki V, Maruta CW. Penfigóide bolhoso. Um Bras Dermatol. 2019 Mar-Abr;94(2):133-146. doi: 10.1590/abd1806-4841.20199007. Epub 2019 Maio 9. PMID: 31090818; PMCID: PMC6486083.

45. Hafsi W, Badri T. Erythema Multiforme. [Actualizado 2021 Ago 7]. In: StatPearls [Internet]. Treasure Island (FL): StatPearls Publishing; 2022 Jan.

46. Trayes KP, Love G, Studdiford JS. Erythema Multiforme: Reconhecimento e Gestão. Am Fam Physician. 2019 Jul 15;100(2):82-88. PMID: 31305041.

47. Patil B, Hegde S, Naik S, Sharma R.Oral Blistering - Report of Two Cases of Erythema Multiforme & Literature Review.J Clin of Diagnóstico Res.2013; 7(9):2080-2083.

48. Hasan S, Jangra J, Choudhary P, Mishra S. Erythema Multiforme: Uma Actualização Recente. Biomed Pharmacol J 2018;11.

49. Boantă, Oana & Ognean, Maria Livia & Olariu, Ecaterina & Kovacs, Simona & Diter, Atasie. (2012). EPIDERMÓLISE BULLOSA - REVISÃO. Neonatologia (Roménia). II44-51.

50. Prodinger C, Reichelt J, Bauer JW, Laimer M. Epidermolysis bullosa: Avanços na investigação e tratamento. Exp Dermatol. 2019;28:1176-1189. https://doi. org/10.1111/exd.1397.

51. Nusrat N, Altaf H C. Manifestações Orais de um Paciente com Epidermólise Bulhosa. Biomed J Sci & Tech Res 1(6)- 2017. BJSTR. MS.ID.000486.

52. Hassan SA, Bhateja S. Psoríase da cavidade oral - Uma revisão. IP Indian J Clin Exp Dermatol 2020;6(2):113-116.

53. Dutta, Siddhartha & Chawla, Shalini & Kumar, Sahil. (2018). Psoríase: Uma Revisão das Terapias Existentes e dos Avanços Recentes no Tratamento. 4. 2018.

54. Rendon A, Schäkel K. Psoriasis Pathogenesis and Treatment. Int J Mol Sci. 2019 Mar 23;20(6):1475. doi: 10.3390/ijms20061475. PMID: 30909615; PMCID: PMC6471628.

55. Fava A, Petri M. Lúpus eritematoso sistémico: Diagnóstico e gestão clínica. J Autoimun. 2019;96:1-13. doi:10.1016/j.jaut.2018.11.001.

56. Liossis SN e Staveri C (2021)What's New in the Treatment of Systemic Lupus Erythematosus, Front. Med. 8:655100,doi: 10.3389/fmed.2021.65510.

57. Fanouriakis A,Kostopoulou M, Alunno A, et al. Ann Rheum Dis 2019;78:736-745.

58. McDaniel B, Sukumaran S, Koritala T, et al. Discoid Lupus Erythematosus. [Actualizado 2022 Ago 29]. In: StatPearls [Internet]. Treasure Island (FL): StatPearls Publishing; 2022.

59. Kapferer-Seebacher I, Schnabl D, Zschocke J, Papa FM. Manifestações Dentárias das Síndromes de Ehlers-Danlos: Uma Revisão Sistemática. Acta Derm Venereol. 2020 Mar 25;100(7) PMID: 32147746.

60. Miklovic T, Sieg VC. Síndrome de Ehlers Danlos. [Actualizado em 2022 Jun 9]. In: StatPearls [Internet]. Treasure Island (FL): StatPearls Publishing; 2022 Jan.

61. Lepperdinger U, Zschocke J, Kapferer-Seebacher I. Manifestações orais das síndromes de Ehlers-Danlos. Am J Med Genet C Semin Med Genet. 2021 Dez;187(4):520-526.PMID: 34741498.

62. Derbi HA, Borromeo GL. Scleroderma e as Implicações para a Saúde Oral. Dent & Oral Health. 2018; 7(4): 555716. DOI: 10.19080/ADOH.2018.07.555716.

63. Adigun R, Goyal A, Hariz A. Esclerose Sistémica. [Actualizado em 2022 de Maio 8]. In: StatPearls [Internet]. Treasure Island (FL): StatPearls Publishing; 2022 de Janeiro.

64. Rife, E., Gedalia, A. Kawasaki Disease: uma actualização. *Curr Rheumatol Rep* **22**, 75 (2020). https://doi.org/10.1007/s11926-020-00941-4.

65. Greco A, De Virgilio A, Ralli M, Ciofalo A, Mancini P, Attanasio G, et al. Doença de Behçet: Novos conhecimentos em fisiopatologia, características clínicas e opções de tratamento. *Autoimun Rev.* (2018) 17:567-75. doi: 10.1016/j.autrev.2017.12.006.

66. Kontogiannis V, doença de PowellRJ BehçetPostgraduate Medical Journal 2000;76:629-637.

67. Garlapati P, Qurie A. Granulomatose com Poliangite. [Actualizado em 2021 Dez 7]. In: StatPearls [Internet]. Treasure Island (FL): StatPearls Publishing; 2022 Jan.

68. Fonseca FP, Benites BM, Ferrari Aet al. Granulomatose gengival com poliangite (granulomatose de Wegener) como manifestação primária da doença.Aust Dent J2017;62:102-10.

69. Chee HK. Granulomatose de Wegener: Gengivas de Morango da Cavidade Oral 2012;21(1):81-87. doi:10.1177/201010581202100114.

70. Capítulo 17,Doenças da pele, Shafer's textbook of oral pathology, Saraswathi T R,

J Oral Maxillofac Pathol 2009;13:46.

71. Morren M-A, Legius E, Giuliano F, Hadj-Rabia S, Hohl D e Bodemer C (2022) Desafios no Tratamento de Genodermatoses: Novas Terapias no Horizonte. Frente. Farmacol. 12:746664. doi: 10.3389/fphar.2021.746664.

72. Mais CB, Bhavsar K, Joshi J, Varma SN, Tailor, M. Displasia ectodérmica hereditária: Um estudo retrospectivo. J Nat Sc Biol Med 2013;4:445-50.

73. Kothiwale S (2015) An Oral Clinician's Perspective towards Peutz Jegher's Syndrome - A Case Report. J Prob Saúde 3: 128.

74. Babu NA, Rajesh E, Krupaa J, Gnananandar G. Genodermatoses. J Pharm Bioallied Sci. 2015 Abr;7(Suppl 1):S203-6. doi: 10.4103/0975-7406.155903. PMID: 26015711; PMCID: PMC4439671.

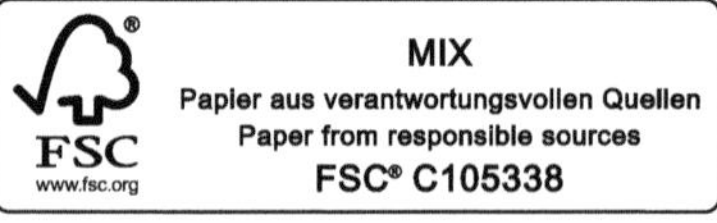

Printed by Books on Demand GmbH, Norderstedt / Germany